世界中の医学研究を
徹底的に比較してわかった

The Best Cancer Treatments
Based on Scientific Evidence from Latest Research

# 最高の
# がん治療

カリフォルニア大学
ロサンゼルス校助教授
津川友介
Yusuke Tsugawa

日本医科大学教授
勝俣範之
Noriyuki Katsumata

アラバマ大学
バーミンガム校助教授
大須賀覚
Satoru Osuka

ダイヤモンド社

はじめに

# がんになったらどの治療法を信じればよいのか

**・がん細胞は糖質をエネルギー源にするため、糖質を摂取しなければがんが小さくなる**
**・にんじんジュースには抗がん作用のある物質が豊富に含まれているので、がんを治す効果がある**
**・オゾン療法（血液クレンジング）はがんの予防・再発防止に有効**

この3つの文章はすべて世の中に実在しており、「がん治療法」の1種だとうたわれているものです。

読んでみて、効くかもしれないと思った方、こんな都合のよい方法があるはずはないと疑った方、さまざまだと思います。

実は、**この3つの治療法にがんを治す効果は期待できません。**

「そんな怪しい治療法には引っかからないよ」と思った方も、想像してみてください。

**がんと告知されたばかりで、心が弱り切った状態の時に勧誘されたら……?**

がんと診断されれば、誰でも大きなショックを受けます。

そんなときに、「医者の言うことだけでなく、実際にがんが消えたというこの治療法を試してみたら?」と親しい友人や家族に熱心にすすめられたら、どうでしょうか。

ある患者さんは、がんと診断された途端、**疎遠になっていた知人や知らない人から連絡がたくさん来た**と言います。

目的は、がんの治療法だと彼らが信じているものの勧誘でした。

特定の食べ物、飲み物、温泉、果ては「ご利益のある」金の延べ棒などを次々にすすめられたそうです。

しかし、それらが実際にがんを治したり、進行を遅らせたりする効果がないことを、この患者さんは知っていました。

その多くはお金儲けなどの悪意のあるものではなく、純粋な善意によるものだったので、「効果がない」と無下に否定することもできず、ストレスに感じていたそうです。

もちろん、自分の信じているものを人に紹介すること自体は、何も問題ではありません。

しかし、このような**怪しいがん治療法を信じたばかりに、病院での有効な治療法を受けなくなり、気づいた時には手遅れになっていた患者さんも数多くいるのです。**

がんを治せるなら、いくらお金を出してもいいと思っている方はたくさんいるでしょう。

残念なことに、そこにつけ込んで**怪しい治療法をがん患者さんに売りつける業者が実際に存在します。**それだけでなく、手術や抗がん剤治療などの有効な治療法を悪く言うことで、怪しい治療法を信じ込ませようとさえします。

そのような状況を少しでもよくしようと思い、本書を書くことにしました。

## 世界中のがん研究の中から、最も効果がある治療法を紹介

最初にご紹介した3つの治療法は、なぜ効果が期待できないと言えるのでしょうか。

それは、もし**本当にがんに効きそうな治療法だったとしたら、世界中にいる研究者にとっくにすみずみまで調べ尽くされ、医学界に取り入れられていると断言できる**からです。

がんの研究は、日々、世界中で行われています。

こうしている今も、世界中の研究者が血眼になって最先端の治療法を研究しています。実績がなければ、彼らは研究者として生き残れません。少しでもがんに効きそうなものであれば、本当に有効なのかを研究で確かめます。

テレビや本で紹介されているのに、がんの研究者が気づいていない治療法があることはありえないと言ってよいでしょう。

では、どのような治療法なら効果が期待できると言えるのでしょうか。

実は、**がんの専門家の間には、世界中の医学研究を徹底的に比較してわかった、現時点でがんに最も効果が期待できる治療法が共有されています。**

その治療法をやさしく解説することが、本書の目的です。

なぜ「現時点でがんに最も効果が期待できる」と言い切れるのか、根拠に触れながらわかりやすく解説するので、きっと納得していただけると思います。

治療法だけでなく、食事との関係、発生原因、情報の見分け方、検診、予防法に関してもご説明します。

一読すれば、**がんについての必要な情報がひととおりわかる**ようになるでしょう。

## 3人の専門家ががんを語るから、詳しくてわかりやすい

がんはとても複雑な病気です。とても1人で語り尽くせるものではありません。
そこで、私たちは3人でチームを組むことにしました。

津川友介は**医療データ分析の専門家**です。
カリフォルニア大学ロサンゼルス校（UCLA）の医学部で助教授をしています。日本の医学部を卒業し、聖路加国際病院に内科医として勤務した後に渡米し、ハーバード大学で博士号を取得しました。現在はUCLAで大学院生向けに医療データの解析方法や論文の読み方などに関する授業を行っています。

勝俣範之は、**がん治療に特化した「腫瘍内科医」という専門医**です。
腫瘍内科とは「がんの総合内科」のようなものです。しばしば「抗がん剤の専門家」だと誤解されますが、腫瘍内科医の仕事はそれだけではありません。検査などの相談、治療方針の決定など、患者さんを最初から最後までサポートするのが役目です。

国立がん研究センター中央病院の乳腺・腫瘍内科に約20年在籍した後に、日本医科大学武蔵小杉病院で腫瘍内科を立ち上げました。毎日のようにがんの患者さんに接していますので、患者さんが本当に困っていること、悩んでいることについての知識と、それらに対応してきた豊富な経験があります。

大須賀覚は**新薬開発の専門家**です。

アメリカのアラバマ大学バーミンガム校の助教授をしています。がんはどのような病気であるのかを研究し、その結果をもとに新薬を開発する仕事をしています。

どの治療法は期待できて、どの治療法は偽物なのかを見抜く専門家でもあります。

日本にいた頃は、脳神経外科医として、脳にできるがんである悪性脳腫瘍の患者さんを治療していました。その経験と知識を活用して、がん治療に関する患者さん向けの情報発信も積極的に行っています。

私たちの思いは1つです。それは、**この本を読んでいる皆さまご自身やご家族、ご友人ががんと診断されてしまったときに、最善の治療法を選んでほしい**ということです。

世の中には、がんについての情報がたくさんあります。その中には、効果が期待できる正しい情報と、効果がまったく期待できない間違った情報が混在しています。

この2つを簡単に見分けることができれば、誰もだまされることはありません。しかしそれは、この分野に精通した専門家でなければ難しいでしょう。


一時期、「がんは切るな」といった極端な情報（いわゆる「がん放置療法」）が広まったことがあります。ある患者さんは、このようなことを言う医師の診断を受けた時、「手術をやったら寿命が縮まるだけ」と言われ、がん放置療法をすすめられたそうです。

この患者さんにがんが見つかった時はステージⅠの胃がんでしたが、**約半年間放置した結果、がんが胃の出口をふさいでしまい、まったくものが食べられなくなりました。**この場合は、手術こそが「最も効果が期待できる最善の治療法」だったのです。

この方が著者の一人である勝俣の外来を受診したのは、体重が30kgも減少し、やせこけてしまってからでした。その時はまだ手術ができる状態だと考えられたので、すぐに手術をするようすすめましたが、「何としても手術は避けたい、でも何とかしてほしい」と患者さんが主張し、押し問答に。

数時間の面談の結果、やっと「今は手術が最善の治療法であること」「手術が命を縮めるわけではないこと」をわかってくださり、無事に手術を受けていただきました。

術後に外来を受診した際には体重が5kgも増えていて、食事も普通にとれるようになり、元気そうでした。「こんなに元気になるのだったら、もっと早く手術を受けていればよかった」とうれしそうに話してくださったのを今でも覚えています。

このように、間違った情報を選択してしまうと、命にかかわります。

そこで本書の出番です。この本を読めば、がんを専門とする**医師や研究者でなくとも、がんについて正しく知ることができ、間違ったがん情報にだまされずにすむようになるでしょう。**

「がんは国民病」と言われているのに、学校ではがんについて十分に習うことはありません。最低限の知識がなければ、だまされてしまうのも無理のないことです。

学校では習わないけれど、皆さまに知ってほしいとても大事なことがある。そう思いながら、3人で力を合わせてこの1冊を書き上げました。

この本を読んでいただくことで、間違った情報で苦しむ方が1人でも多く減るのであれば、これに勝る喜びはありません。

世界中の医学研究を徹底的に比較してわかった　最高のがん治療　目次

## 第2章 「最高のがん治療」では何をするのか

# 第3章 食事やサプリでがんは治るのか

第4章

## どうしてがんができるのか



第5章

## 「トンデモ医療」はどうやって見分けるのか

# 第6章 どうやってがんを見つけるのか

## 第7章
# がんを防ぐために普段の生活で何ができるのか

第1章

# 「最高のがん治療」はどのように決められるのか

## 保険が適用される治療法こそ、最高の治療法である

世の中には、がんに効くとうたっている治療法が何千とあります。

保険適用の治療法だけでなく、保険適用にならない最先端の治療法から、がんに効くとテレビで取り上げられる食べ物・飲み物、果ては怪しげな民間療法までさまざまです。

もしがんになってしまったら、どの治療法を選べばよいのでしょうか。

読者の皆さまは、**ぜひ「保険が適用される治療法」（「標準治療」と呼ばれる治療法）を受けてください。実はこれが、最も効果が期待できる最高のがん治療法**だからです。

そう聞いて、

「病院で普通に受けられる治療法が最高の治療法？　冗談じゃない」

「まだ保険適用になっていない最新の治療法はどうなんだ」

「テレビやインターネットで体験談つきの治療法がさんざん紹介されているじゃないか。その中には効くものも交じっているだろうから、試してもよいではないか」

と思う方もいるかもしれません。

この章では、最高のがん治療法がどのように研究され、どのように決められているのかをやさしく解説します。これを読めば、保険適用の治療法こそ最高の治療法なのだと納得していただけると思います。

## 1万個に1個しか残らない！　がん治療薬を選抜する4つのプロセス

**保険適用の治療法が最高と言える最大の理由は、効果があるかどうかを徹底的に調べ抜かれているから**です。

新しく開発された薬がどのような厳しいプロセスを経ているか、少し見てみましょう。

研究者が新しいがん治療薬を開発したら、本当に効くのかどうかを試します。

薬の選抜には、スポーツでいう選手権大会のような決まったプロセスがあります。**これに勝ち残った薬は「標準治療」と呼ばれ、全世界の病院で使われるようになり、保険適用の薬として認められます**。

**図表1－1**を見てください。[*1-2] 開発された薬は、上のプロセスから順に効果があるかどうか確かめられます。各プロセスをクリアするごとに次のプロセスに行き、４つクリアする

と新薬として承認されます。

このプロセスを通ることは非常に難しく、**本当に効果があると確認されて世界中で使われるようになるのは、わずかに0・01%しかありません。**


この新薬開発の選手権を潜り抜けるのがどのくらい難しいかというと、日本でバドミントンをしている人の中から日本代表選手を見つける以上の難しさです。

2018年現在、公益財団法人日本バドミントン協会の登録選手は30万人強。オリンピックの選考対象となる日本代表選手に選ばれるのは男女合わせて78人。競技人口の実に0・02%しか存在しないことになります。

**本当に効果のある薬は、日本代表選手並みのスーパーエリートです。滅多に見つかるものではありません。**

世界中には数万人のがん研究者がおり、連日連夜必死に研究をしています。
それでも、1年間に生まれるがん新薬の数はほんのわずか。**2018年に米国食品医薬品局(FDA)が承認した新薬は19個**しかありませんでした。[*3]
さらには、抗がん剤を1つ開発するのに700~800億円もの開発費がかかっている

図表｜1-1

## 1万個の新薬のうち、実用化されるのは1個だけ!

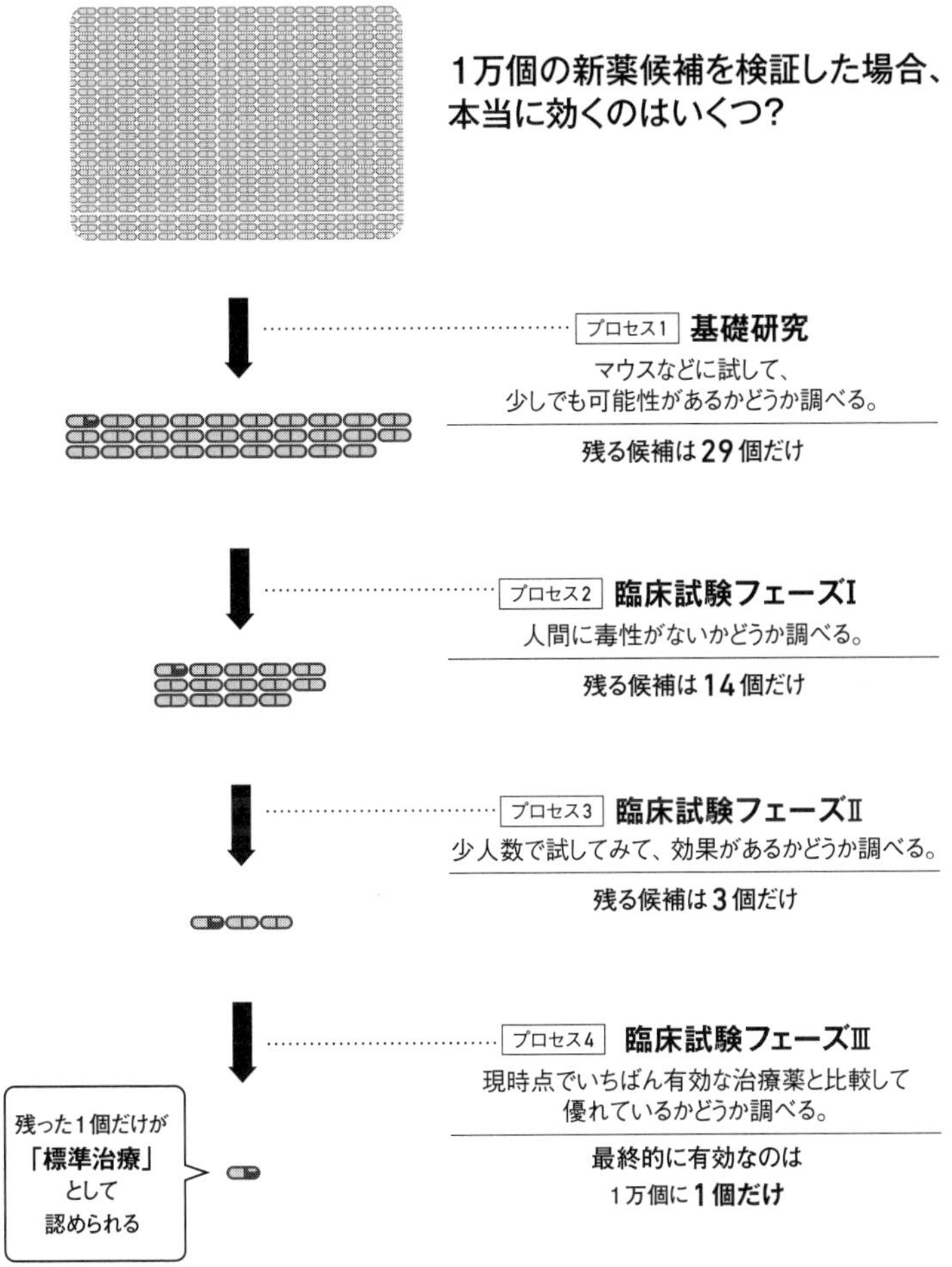
1万個の新薬候補を検証した場合、
本当に効くのはいくつ?
プロセス1 基礎研究
マウスなどに試して、
少しでも可能性があるかどうか調べる。
残る候補は29個だけ
プロセス2 臨床試験フェーズI
人間に毒性がないかどうか調べる。
残る候補は14個だけ
プロセス3 臨床試験フェーズII
少人数で試してみて、効果があるかどうか調べる。
残る候補は3個だけ
プロセス4 臨床試験フェーズIII
現時点でいちばん有効な治療薬と比較して
優れているかどうか調べる。
最終的に有効なのは
1万個に1個だけ
残った1個だけが
「標準治療」
として
認められる

出典:著者ら作成。臨床試験の承認割合は＊1-2より

と言われています[*4-5]。がんの治療薬を開発するのは、それくらい大変なことなのです。

日常生活の中で耳にする民間療法の中にも、少しくらい効果があるものが交ざっているだろうと考える方もいるかもしれません。

しかし、がんはとても難しい病気です。そのため、本当にがんに効く治療薬は、滅多に見つからないほど珍しいのです。

街中を歩いていて、オリンピック出場候補になるようなスポーツ選手に出くわすことは滅多にないように、ちょっと探したくらいでがんによく効く治療法が見つかることはないと思ったほうがよいでしょう。

### ●プロセス1 ― 基礎研究 ―― マウスや細胞実験はすべてこれ

どのようなプロセスを経て新薬が承認されるのか、図表1－1に沿って具体的に見ていきましょう。

第1段階は**基礎研究**です。この**基礎研究では、あまりお金をかけずに、薬に効果がある可能性が少しでもあるかどうかを調べます。**

がん細胞を移植したマウスに試すなどして、新薬ががんを抑制する効果があるか、副作用が出ないかどうかを検証します。

バドミントンでいうと、部活内のレギュラー決めのようなレベル感です。

薬の効果は、ある程度なら予想はできても、実際のところ試してみないとわかりません。とはいえ、いきなり患者さんに試して命に関わる副作用が出たら大問題です。また、まったく効果のないものに時間やお金を費やすわけにはいきません。

そのため、ひとまずマウスを使った実験のようなあまりお金のかからない方法で選抜します。

### ●プロセス2──臨床試験フェーズI──まずは安全性のチェック

第1段階でよい結果が出ると、実際のがん患者さんに投与して効果を確かめる段階（**臨床試験**）に進みます。

第2段階である**臨床試験フェーズ（段階）Ⅰでは、どれくらいの用量・投与回数なら安全かどうかなどを検討**します。

この段階では、まだ薬ががんを治すのに有効であるか（有効性）は詳しくは評価しません。そもそも人間に投与しても大丈夫なものかどうか、安全性を中心にチェックします。

バドミントンでいうと、市大会のようなレベル感です。

薬には予想できない副作用を起こすことがあり、初めて人に試す時は危険が伴います。

そのため、最初は**少ない患者さんに対して、慎重に薬の投与量を上げていき、ひどい副作用などが出ないかを見ます**。もし出るようなら試験はすぐに中止されます。

先々の安全性を確保するためにはとても重要なプロセスです。


この段階では、極めて少ない人数で試すので、効果を正確に判定することができません。

少しは効果があるかもしれない、もしくは、まったく効果がないかもしれない程度のことしかわかりません。

**●プロセス3――臨床試験フェーズⅡ――少人数で効果を確かめる**

毒性がない安全な薬であり、効果が望める可能性があることがわかったら、第3段階である**臨床試験フェーズⅡ**に進みます。

**少人数のがん患者さんに対して、期待している効果が出るかどうかを判定します**。

バドミントンでいうと、県大会のようなレベル感です。


数十人の患者さんに薬を投与し、実際に効果が出る人がどのくらいいるのか、どのくらい生存期間を延ばしたのか、どのくらい再発を防いだのかなどを評価します。

しかし、このデータでもまだ効果の証明としては不十分です。

少人数での結果だけでは、多くの患者さんにも同じ効果が期待できるのか、それとも偶然起きたことなのかが判断できないからです。

## ●プロセス4 ―臨床試験フェーズⅢ ―現時点で最も効果がある治療薬と比較する

最後は**臨床試験フェーズⅢ**に進みます。

この試験が最も重要で、**今までの標準治療（すでにある治療法の中で最も有効性が高いと考えられるもの）と新薬の効果を比べます。**

バドミントンでいうと、全国大会のようなレベル感です。

この選抜プロセスでは、数百人といった大きな規模で「**ランダム化比較試験**」というとても正確な研究方法が使われます。

今までの標準治療を受けるグループと新薬での治療を受けるグループのどちらかに患者さんを振り分け（**割り付け**）、治療の効果を比較するのです。

グループ分けは患者さんや医師、研究者が決めるのではなく、くじ引きのようなもので[注1]

ランダム（無作為）に決めます。

グループ分けはランダムに決めることが重要です。そうしないと、新薬を使った患者さんと使っていない患者さんの間で条件が異なってしまい、新薬の効果を正確に評価できなくなってしまいます。

ランダムにグループ分けをしなかったら、たとえば新薬の情報が早く手に入る情報通の患者さんばかりが新薬のグループに入ってしまうかもしれません。医師や研究者が、合併症も転移も少ない比較的元気な患者さんばかりを優先的に新薬のグループに割り付けてしまう可能性もあります。

このような状況で2つのグループを比較したらどうなるでしょうか。

仮に新薬を受けるグループのほうが治療成績がよかったとしても、それは新薬のほうが効果があるからだと解釈することができなくなります。

なぜなら、新薬での治療を受けるグループの患者さんのほうが健康情報に詳しかったり、元気だったりしたために治療成績がよかっただけなのかもしれないからです。

つまり、ランダムにグループ分けをしてから比較しないと、新薬の効果を見ているのか、その他の要因（例：患者さんの健康意識や重症度が高いことなど）の影響を見ているのかがわからなくなってしまうのです。

ランダムにグループ分けをすれば、新薬のグループとそうでないグループとの間で唯一違う点が「新薬による治療を受けたかどうか」であるという状況を作り出せます。

そうすれば、この2つのグループを比較することで、新薬の効果を正確に評価することができるのです。


現時点で最も効果がある薬を上回る効果が確認されるか、同じ効果でも副作用がより少ないことが確認されるかすると、新薬が承認され、「標準治療」の仲間入り、つまり「効果がある薬」だと全世界の研究者や医師から認められます。[注2]

## 「マウスに投与したら効いた！」を信用してはいけない

基礎研究段階にあるもののうち、最終的に標準治療に承認される薬がどのくらいあるのか、正確な数値はわかりません。

新薬の開発と選抜プロセスの過程で、**ほとんどの薬は基礎研究（細胞・マウス実験）の段階で効果が確認できずに脱落**します。この段階で失敗した新薬候補の情報は報告すらされないので、実は正確な成功確率は不明なのです。

実際に研究している感覚からすると、**基礎研究の段階にある薬のうち、最後のプロセスを通過する確率は0・01％以下、1万個に1個**くらいだと思います。実際に成功率はそれくらい低いという報告もあります。[2]

次の**臨床試験フェーズⅠまで進んだ薬のうち、最後まで進むのはわずかに3％（約29分の1）**[1]**だと言われています。臨床試験フェーズⅡでは7％（約14分の1）**、[1]最後の**臨床試験フェーズⅢだと36％（約3分の1）**[1]になります。

この知識があれば、インターネットや本でよく見かける次のような宣伝文句を信じてはいけないことがよくわかると思います。

- **シャーレで培養したがん細胞に○○液をかけたら、80％のがん細胞が死滅した**
- **○○の食品をマウスに食べさせたら、がんが半分に縮小した**

一見するととても科学的で、よさそうな印象を受けるかもしれません。

しかし、**図表1-1**のとおり、基礎研究段階にある薬のうち、最終的に効果を示す割合は1万分の1です。すごくよいデータが得られて次の段階に進んでも3％程度です。

バドミントンで言うと、学校の部活で少し活躍した高校生が「私は今すぐオリンピックで活躍できるくらいうまい」と豪語しているようなものです。

## 「新しい治療法であるほど効果が期待できる」わけではない

同様に、少人数の患者さんに投与して一定の効果があるかを確認している段階（臨床試験フェーズⅡ）でも、最終的に新薬として認められるのは7％です。臨床試験フェーズⅢに進んで検討する人数を増やすと、はっきりとした効果がないと確認されることが多いのです。

「画期的で効果が期待されるがん治療法！　現在臨床試験中」といった宣伝文句を掲げていても、フェーズⅡでは14個に1つ、フェーズⅢでは3個に1つの割合しか残りません。**新しい治療法であればあるほど効果が期待できるわけではありません。**「新しい治療法」とは、実は「まだ効くかどうかわからない治療法」なのです。

残念ながら、効果があるがん治療薬を生み出すことは、滅多にできないほど難しいことなのです。これが、今でも多くの方ががんで亡くなってしまう理由でもあり、多額のお金をかけてたくさんの研究者ががん治療薬を開発している理由でもあります。

## 標準治療は「スーパーエリート」の治療法

なぜ、冒頭でがん治療薬の効果を確かめる方法をご紹介したかというと、**普段病院で何気なく受ける保険適用の標準治療は、この厳しい4つのプロセスを通過して選ばれた日本代表選手並みのスーパーエリート**であることを伝えたかったからです。

がんの専門医がすすめる保険適用の標準治療には、すべて臨床試験フェーズⅢで好成績を残したという**科学的根拠**（エビデンス）があります。

一方、保険適用の標準治療に対して、保険が利かない標準治療以外の未承認治療は、科学的根拠となるデータがないか、あっても不十分です。

特に、クリニックなどで保険外で行われている自由診療や、病院外で行われている民間療法などは「**代替療法**」と呼ばれ、科学的根拠がないものがほとんどです。[注3]

「数千人に投与した経験があります」というようにクリニックががんの自由診療を宣伝するのを見ることがありますが、たくさんの患者さんに投与したこと自体にそこまで意味は

図表｜1-2

## 代替療法を受けたがん患者さんの生存率は低い——標準治療を受けた患者さんと代替療法のみを受けた患者さんの生存率の比較

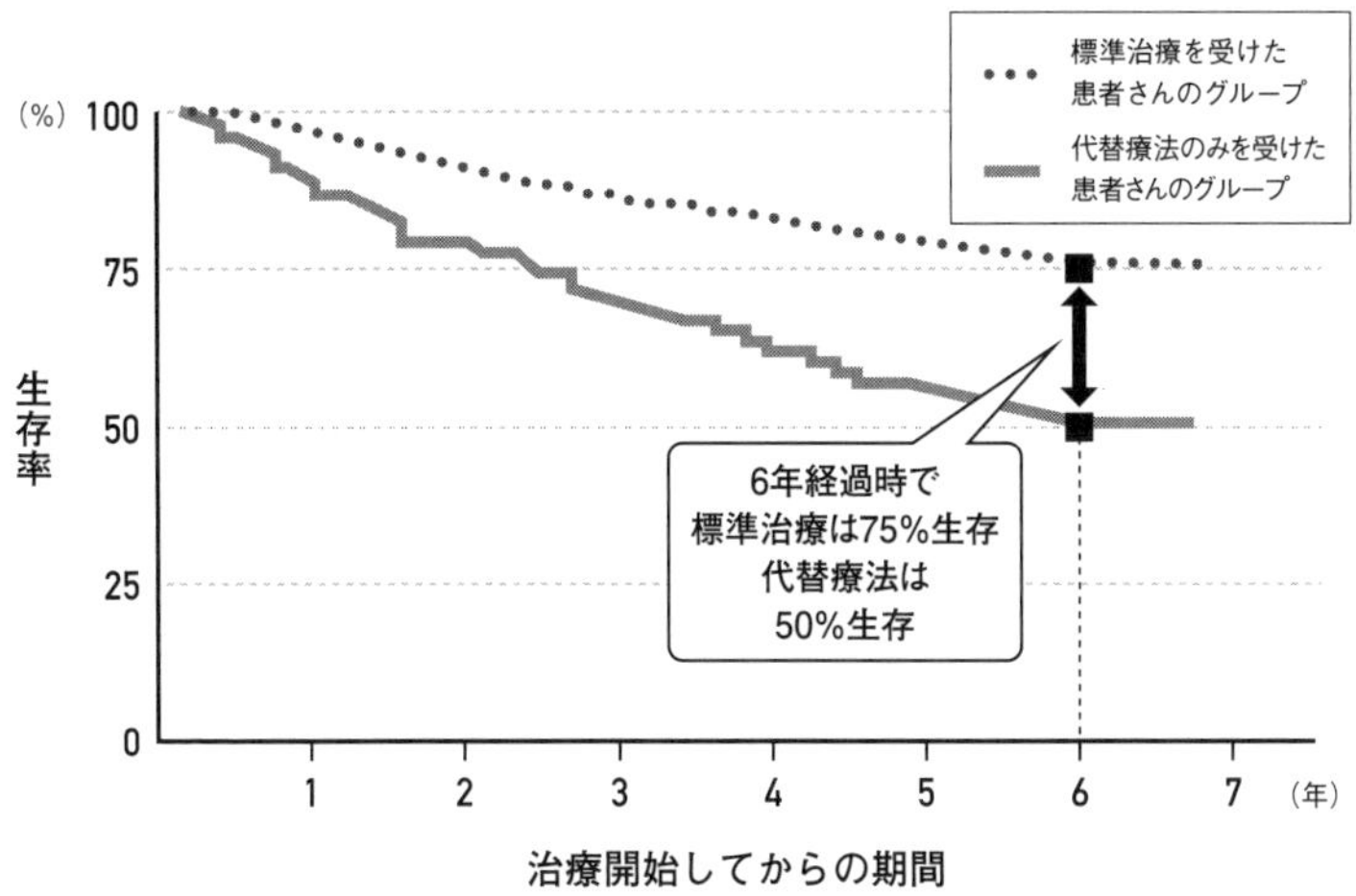


出典：＊6より筆者ら作成

ありません。投与した経験が多いからと言って、その治療法は有効であるという意味にはならないのです。

本当にがんに有効だと言うためには、あくまで、数百例規模の臨床試験フェーズⅢで効果が認められる必要があります。

**保険適用の標準治療を選んでさえいれば、科学的根拠のない治療法を選ぶことはありません。**

日本の医療費は42兆円を超えており（2018年度）、国はどうにかして医療費を抑制しようとがんばっています。

そのような状況の中で、効果があるかどうかはっきりしない治療法に国が公的保険を適用することはありません。本当に効果があるという科学的根拠がある標準治療のみを保険が利く治療法として選んでいます。

## 標準治療を受けていないがん患者は死亡リスクが高い

スーパーエリートである標準治療は、実際のところどれだけ効果があるのでしょうか。

ここで、標準治療と代替療法の治療成績を比較したアメリカの研究を紹介します。

**図表1－2**は、アメリカで標準治療を受けた患者さんと、標準治療を受けずにハーブや健康食品といった代替療法のみを受けた患者さんの治療結果を比べています。[*6]

ステージⅡ、Ⅲの乳がん、前立腺がん、大腸がんの患者さんが対象で、標準治療を受けた560人と、代替療法のみを受けた280人の間で生存率を比較しました。

その差は歴然で、治療開始から6年が経過した時点での生存率は、**標準治療を受けたグループでは75％、代替療法のみのグループでは50％と大きな差が認められました。**

次にがんの種類ごとに見てみましょう。

**図表1－3**の上が大腸がんで、下が肺がんのデータです。[*6]

図表 | 1-3

## 大腸がんの場合は45%も生存率の差がある

——大腸がんおよび肺がんでの標準治療と代替療法の生存率の比較

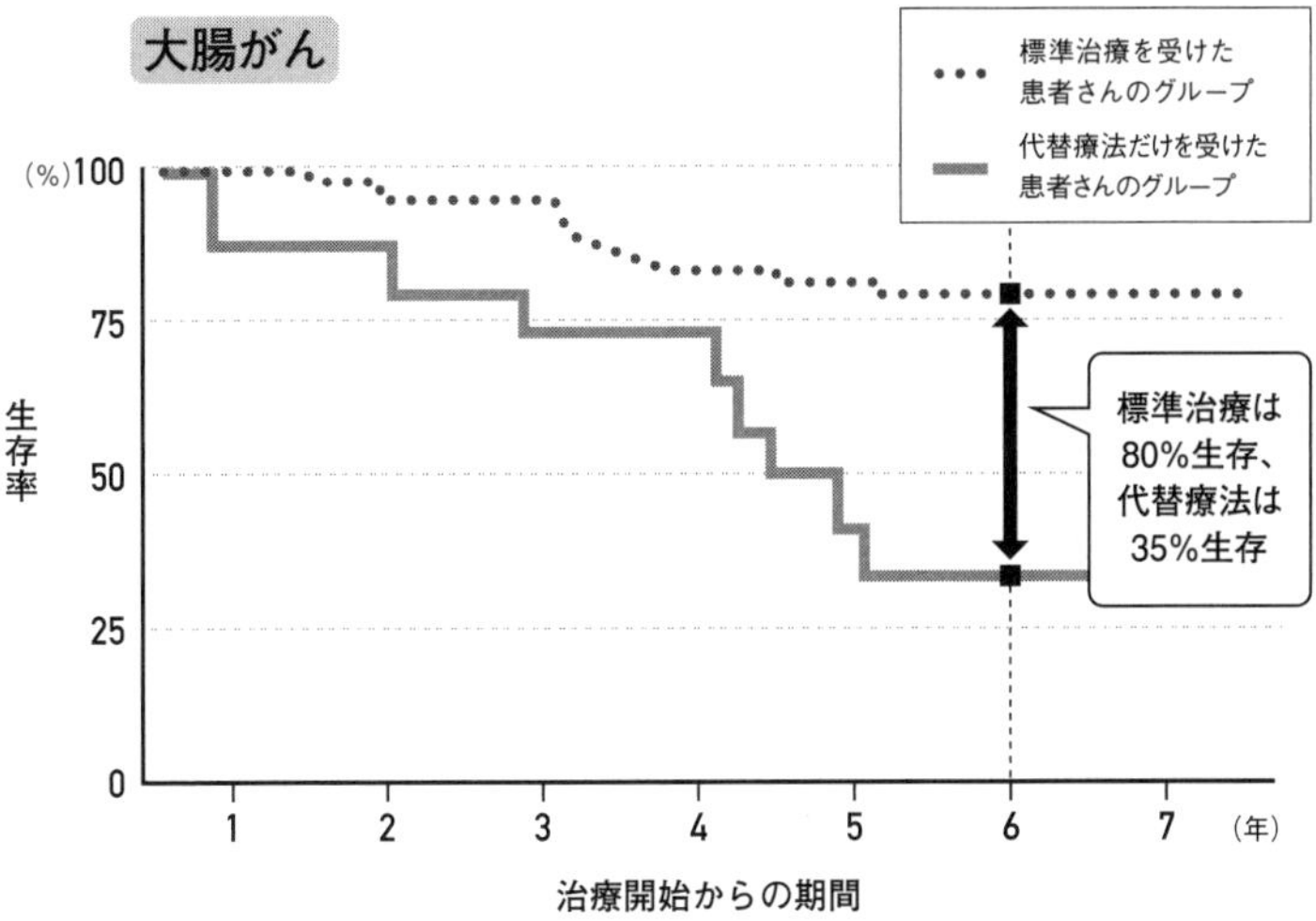


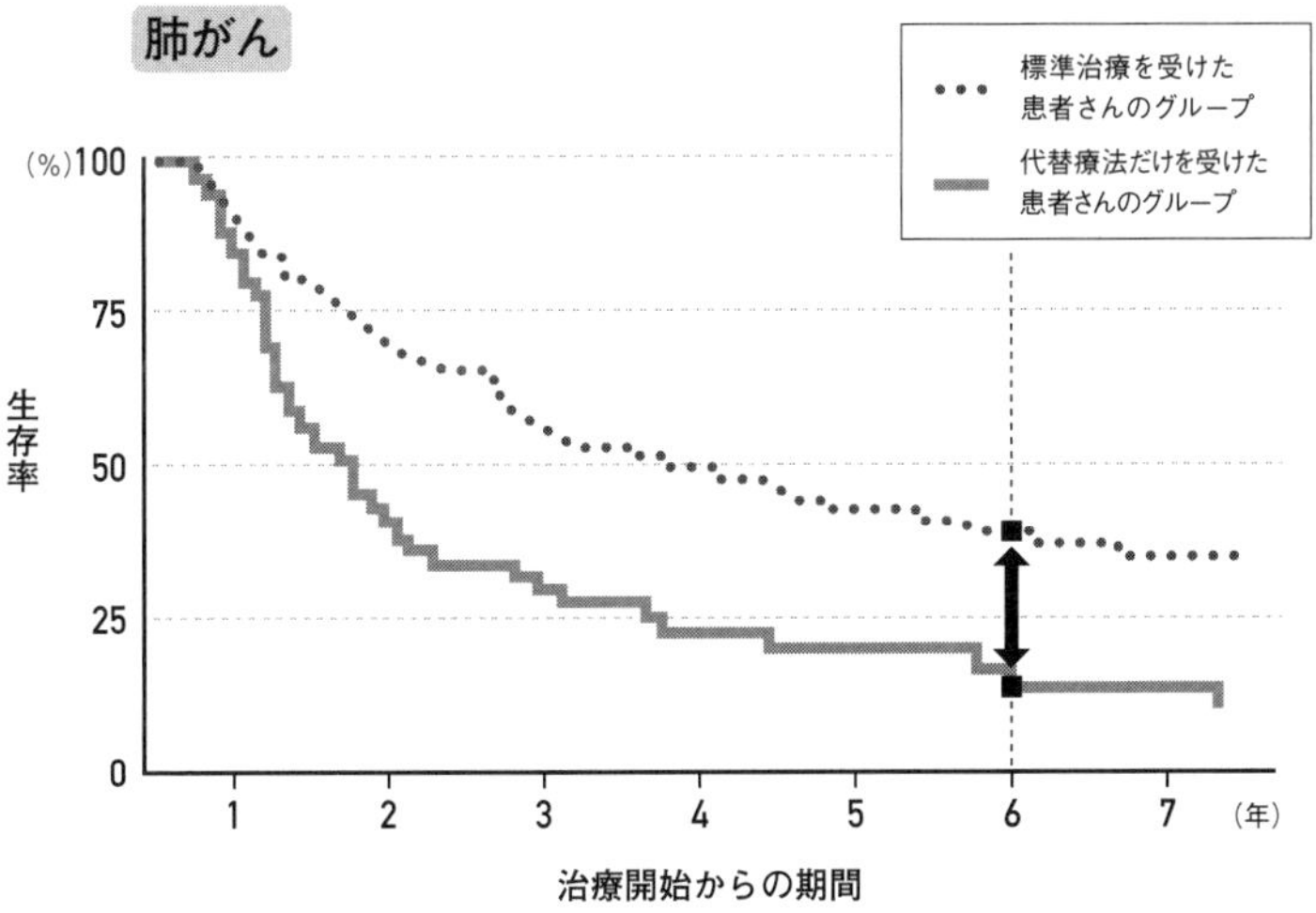


出典：＊6より筆者ら作成

標準治療の効果が比較的高い大腸がんでは、その差はさらに大きなものとなっています。大腸がんの患者さんにおいては、6年が経過した時点で、標準治療を受けたグループの生存率は80％なのに対し、代替療法のみのグループは約35％の人しか生存していませんでした。

この研究は、**標準治療を受けずに代替療法を受けているがん患者さんほど、生存率が低い**という事実を明らかにしています。

## 1人2人に効果があるように見えてもほとんど期待できない

ここまで、保険適用である標準治療が、効果を調べ抜いて決められていることを説明してきました。

一方で、インターネットや本には「この方法を試したらがんが治りました」という体験談つきの治療法がたくさん紹介されています。「実際に治った」と言っている患者さんがいるのであれば、このような治療法は有効であると言えるのでしょうか。

図表｜1-4

## 「余命2年」でも個人差が大きい

――大腸がん患者（ステージⅣ）の相対生存率（診断年:2008～2010年）

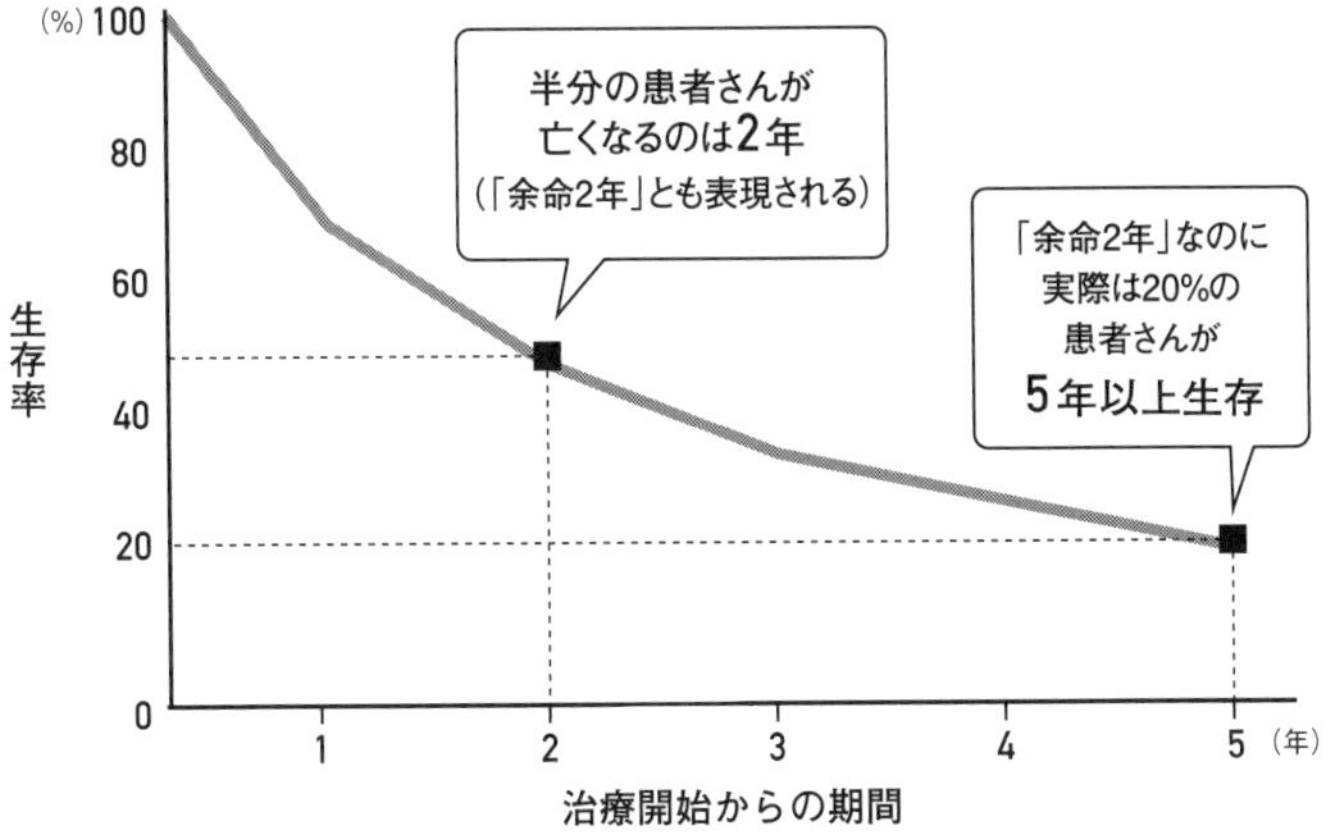
(%)
100
80
60
40
20
0
生存率
半分の患者さんが
亡くなるのは2年
（「余命2年」とも表現される）
「余命2年」なのに
実際は20%の
患者さんが
5年以上生存
1
2
3
4
5
(年)
治療開始からの期間

出典：＊7より筆者ら作成

実は、治療法の効果を正確に評価するのはとても難しく、**数人のがんが縮小したからといって「がんに効果がある」とは言い切れない（むしろほとんどの場合では効果が期待できない）**のです。

がんの個人差はとても大きく、同じがんで同じステージだとしても、その治療成績には大きなばらつきがあります。

**図表1－4**は、日本における大腸がんの患者さんの生存率を表したグラフです。[＊7]「ステージⅣ」という最もがんが進行した状態で、肝臓や肺などの大腸以外の臓器に転移がある患者さんのデータです（ステージについては69頁）。

2968人のデータをまとめて、どのくらいの患者さんが何年生存できたのかを表しています。縦軸は患者さん全員のうち何％の方が生存しているか（**生存率**）、横軸は診断や治療を開始した後にどれくらいの期間が経っているかを表しています。

治療開始時は100％の患者さんが生存していますが、1年後では30％、2年後で50％、4年後で75％の方が亡くなっています。

1年以内に亡くなってしまう方はたしかに多いのですが、いちばん右の5年後を見ると、5年以上生存している方が20％もいます。

このように、がん患者さんが生きられる期間には大きな個人差があります。このデータを見て、思ったより個人差が大きいと感じる人が多いのではないでしょうか。

## 「余命2年のところ5年も生きた奇跡の治療法」を信じてはいけない

図表1－4で50％の方が亡くなるタイミングは2年です。

つまり、このグラフの患者さん2968人のうち、半分の方が2年間生存しています（半分の方が生存している期間のことを「**生存期間の中央値**」と呼びます）。

この生存期間の中央値のことを「平均余命」と説明する医師もいるため、この数値を余命のことだと理解している患者さんもいますが、実はこれは適切な表現ではありません。がん患者さんの生存率には大きな個人差があるので、ほとんどの方が2年前後で亡くなっているわけではないのです。

「生存期間の中央値」という1つの指標だけで余命を表そうとすると、多くの誤解を生む可能性があります。

「余命2年」と聞くと、2年前後しか生きられないと思う方が多いと思います。

しかし、図表1－4を見れば、生存期間の中央値が2年間である方の生存期間には、大きなばらつきがあることがわかります。

このばらつきを知っていれば、「余命2年と言われていた人が5年以上経っても生きている、これは奇跡の治療法だ」といった宣伝文句は誇大広告であることがわかります。

図表1－4のグラフを見ると、生存期間の中央値が2年のところ、5年以上生存している患者さんが20％（5人に1人）もいることがわかります。

これは奇跡と呼べるのでしょうか。もちろん違います。

**がん治療において、「余命」を大きく超えて生きる患者さんがいることはよくあること**であって、奇跡などではありません。

同じ治療を受けていたとしても、患者さんの反応はさまざまです。がん治療の効果は、患者さんの年齢や体力、持病、がんの大きさや治療の難しさによって大きく変わります。何割かの確率で、当初の予想よりもはるかによい結果になる患者さんもいるのです。

**治療結果がよい例を1つだけ取り上げて強調すると、その治療法にはさも効果があるように見えてしまいます。**

たった1人の例をもって「生存期間が延びたのはこの治療法を受けたから」と結論づけるのは間違いである可能性が高いのです。

このような誤認をわざと利用する悪い人もいますし、だます意図はなくても使ってしまう方もいます。

## ノーベル賞級の治療薬でも、個別の例だけ見ると効果を見誤る

個別の例だけを見ると効果を見誤ってしまうことについて、もう1つ例を挙げます。

**図表1－5**は、「非小細胞肺がん」という肺がんの一種の患者さんに対して、**オプジーボ**という薬がとても効くことが証明されたときのデータです。[*8]

オプジーボはがん治療の歴史を変えたと言われた薬で、開発者の本庶佑先生は2018

図表｜1-5

## 長期間生存率が上がらないと「効果あり」と言えない

――オプジーボとドセタキセルの非小細胞肺がんに対する治療成績

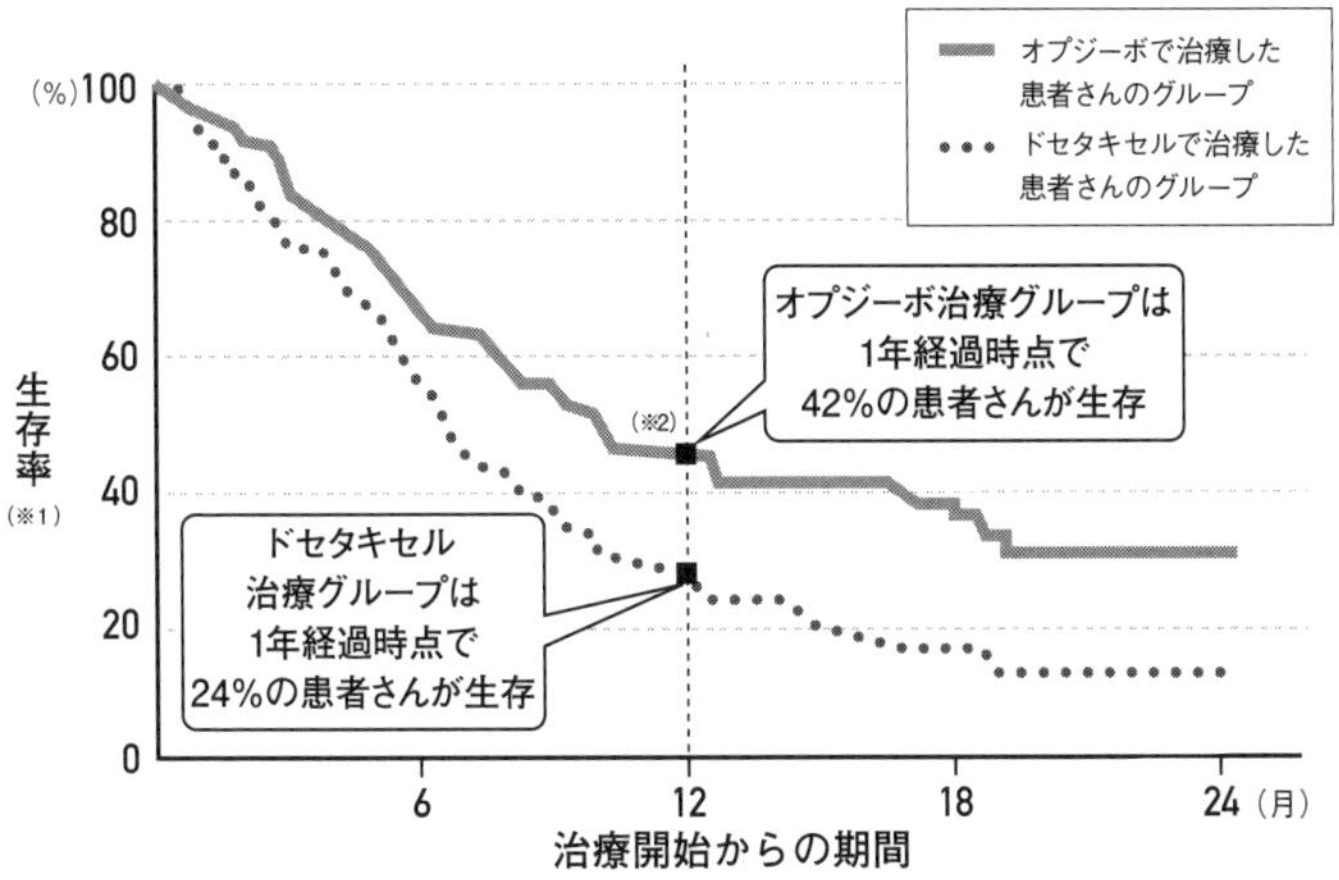

オプジーボで治療した患者さんのグループ
ドセタキセルで治療した患者さんのグループ
(%)100
80
60
40
20
0
生存率
(※1)
(※2)
オプジーボ治療グループは
1年経過時点で
42%の患者さんが生存
ドセタキセル
治療グループは
1年経過時点で
24%の患者さんが生存
6
12
18
24 (月)
治療開始からの期間


※1：治療を受けた全患者さんのうち、その期間まで生存している人の割合を示す（全生存率）。
※2：統計的に有意な差を認めた（p<0.001）

出典：＊8より筆者ら作成

年にノーベル生理学・医学賞を受賞されました。

この臨床試験では、同じ種類のがんに対してそれまで最も広く使われていたドセタキセルという抗がん剤と効果を比べています。縦軸は生存している患者さんの割合、横軸は治療開始からの期間を表しています。

オプジーボで治療を受けた患者さんのグループ（実線）とドセタキセルで治療を受けた患者さんのグループ（点線）の治療結果を比べてください。

オプジーボのグループである実線はドセタキセルのグループである点線と比べて全体的に上に移動していることがわか

ると思います。
つまり、治療開始後のどの時点でも、オプジーボを使っていた患者さんのほうが生存している確率が高いことを意味しています。

1年経過した時点でオプジーボのグループは42％近く生存していますが、ドセタキセルのグループは24％のみです。この薬を使うことで、より長く生存できる確率が約2倍高くなっています。

しかし、よくデータを見てください。このデータは、オプジーボで治療を受けた患者さんでも、60％の方は残念ながら1年後には亡くなっていることが読み取れます。

この数例を強調し、「知人はオプジーボによる治療を受けていたのにすぐに亡くなった。詐欺だ」と言ってしまうと、事実を捻じ曲げてしまうことになります。

この話を信じてオプジーボを使うことをやめると、オプジーボによって助かったかもしれない人のチャンスを奪うことになるからです。

## 「家電の感覚」で医療データを見てはいけない

図表｜1-6

## 個人差がほとんどなかった場合のグラフ（現実にはこのようなことはない）

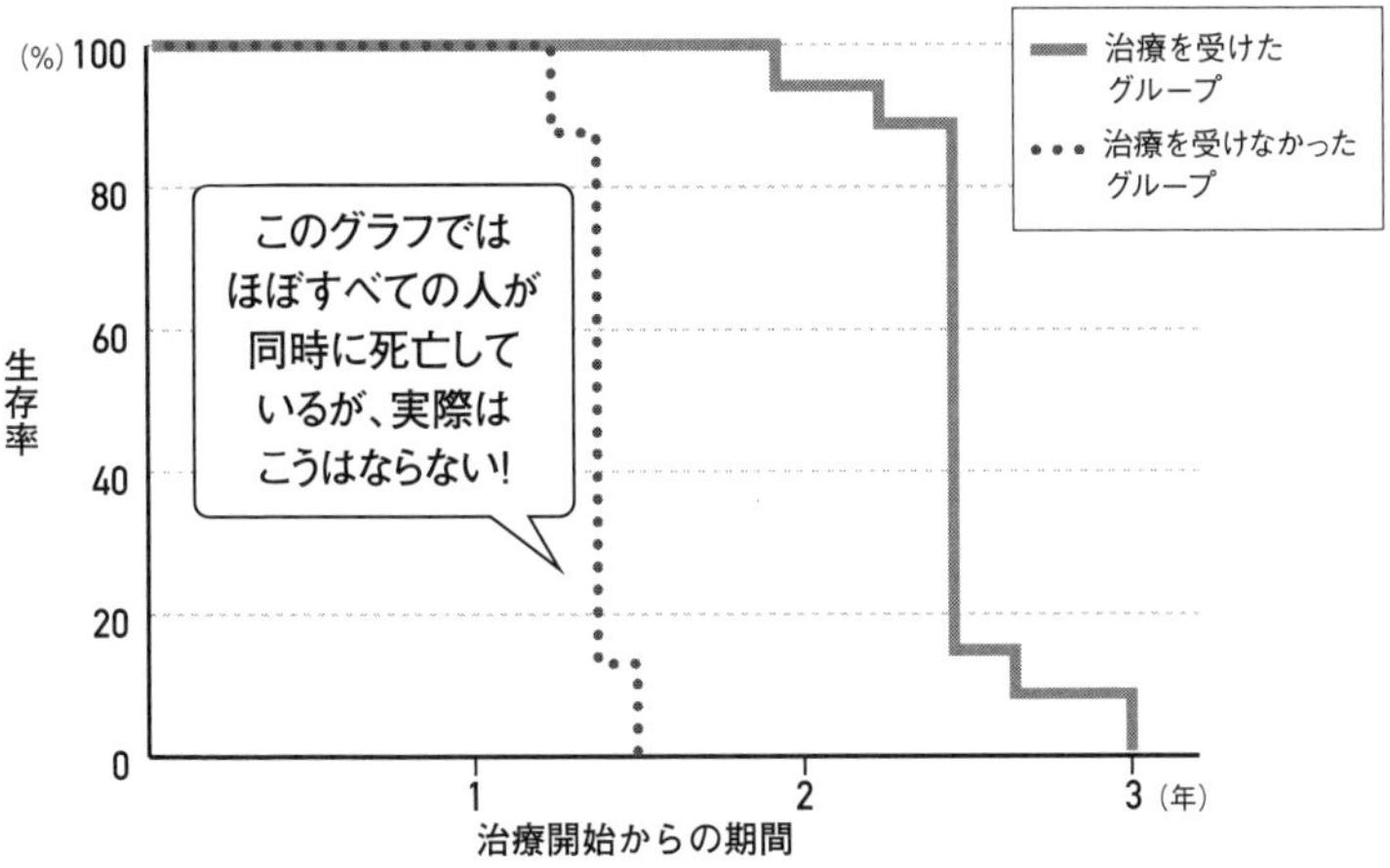
(%) 100
80
60
40
20
0
生存率
1
2
3 (年)
治療開始からの期間
治療を受けたグループ
治療を受けなかったグループ
このグラフではほぼすべての人が同時に死亡しているが、実際はこうはならない!

このような間違いは、「家電の感覚」で医療データを見てしまうと起こります。家電製品は、同じ製品であればどこで買っても品質はあまり変わりません。家電の質にはばらつきがほとんどなく、どれも均一だからです。

しかし、人は家電ではなく、それぞれが異なる複雑な個体です。

家電の感覚で医療データを見ていると、「新しいがん治療法の有効性が証明された」というニュースを聞いた時、その治療法を使えばどんな人のがんも治せると解釈してしまうリスクがあります。

「有効な治療法」と聞くと**図表1-6**の実線のような変化を意味し、「有効でない治療法」と聞くと、点線のような変化を意味しているとイメージしていると、このような間違いをおかしてしまいます。

しかし実際には、治療法の効果には、図表1－4のような大きなばらつきがあり、家電と同じように考えることはできません。

## ウソの体験談で大金を稼ぐ業者たち

**1人2人といった個別の例だけでは信頼に足る根拠にならないと知っていれば、ウソにだまされる可能性を減らせます。**ここで言う「ウソ」には、事実の誇張も含まれます。

がんで困っている方は世界中にたくさんいます。そのため、一度「がんに効果がある」と信じられると、ありふれた食品でも高値で売られることがあります。

そのため、いいかげんな治療法をでっちあげ、「がんに効く」とウソをついて儲けようとする悪い人がたくさん出てきます。

そんなひどい人が本当にいるのかと思うかもしれませんが、残念ながら実際にたくさんいて、日本に限らず世界中で深刻な問題になっています。

日本では、2005年6月に「アガリクスというキノコががんに効果がある」という内容の本を出版して、アガリクスを高額で売っていた業者が逮捕されました。

この時の捜査で「がんが治った」という69人の体験談はすべて作り話であって、実際に治った人はいなかったことが判明しています。[9]

オーストラリアでは、ベル・ギブソンというブロガーが脳腫瘍を独自の食事療法で治したと主張し、レシピ本の販売で莫大な利益を上げました。

しかし、実は脳腫瘍になったのはウソだったことが後に判明して、莫大な賠償金を請求されることになりました。[10]

これらのケースはとても巧妙に宣伝されたため、がんについての専門知識がないと、おかしいことになかなか気づけない状態でした。

このようなウソにだまされないためには、**個別の例を強調する記事を信じずに、きちんと数百例のデータがあるかどうかを見ることが重要**です。

なぜかと言うと、**ウソの多くは個別の例の成績をでっちあげたもの**だからです。

数百人規模の治療データをでっちあげるのは困難です。それくらい大きな研究であれば1人で行うことは難しいですし、研究チームのほかのメンバーがねつ造に気づくことも多いでしょう。

しかし、個別の例なら簡単にウソをつけてしまいます。患者さんのプライバシーは厳しく守られているため、その例が本当かどうかを確認することが難しいからです。**データを正確に解釈するためにも、ウソにだまされないようにするためにも、個別の例のデータを見るときはとても慎重にならなければいけません。**

## この本ですすめられている治療法はすべて「スーパーエリート」級

数百例での確実な効果を示すデータが必要なのは、治療薬に限ったことではありません。がんの検査方法でも、予防方法でも、**医療の世界では数百例規模の科学的根拠があるかどうかを厳しく問われます。**

がん患者さんには悠長に治療を選ぶ時間的・精神的余裕がないことが多いです。いくつもの治療法を試してから、よかったものだけを選ぶわけにはいきません。選んでいるうちにがんが進行して、治療が困難になってしまうことがあるからです。

繰り返しますが、**本書でおすすめしている治療法・検診・予防などのあらゆる情報は、**

**世界中の医師が行っている「正しい」「効果がある」ものだけを選抜しています。**

すべて科学的根拠がある、つまりオリンピック候補レベルのエリートのみピックアップしていますので、安心して読み進めてください。

## 第2章

# 「最高のがん治療」では何をするのか

## 効果を徹底的に検証された3つの標準治療

第1章では、もしがんと診断されたら、まずは**標準治療**を受けることが最善であるとお伝えしました。

「標準」と聞くと「並の治療法」だと誤解する方もいるかもしれません。しかし、標準治療は英語のスタンダード・セラピーを日本語訳したものであり、英語の「スタンダード」には「全員が行うべき優れたもの」というニュアンスがあるのです。

ですから、**「標準治療」ではなく「最善治療」と言い換えたほうがわかりやすい**かもしれません。うれしいことに、日本では基本的に標準治療には保険が適用されます。

保険が適用されている標準治療は、実はとても高額です。

たとえば、がんの手術を受けると本来は100万円を超す費用がかかります。第1章でも登場したオプジーボを1カ月使っても、およそ同額の費用がかかります。

しかし、患者さんが負担するのはどちらも10〜20万円程度だけですみます。残りの80〜90万円は保険料で賄われているのです。

保険料の原資は私たちが払っているものなので厳密には費用は安くはないのですが、実質的に目の前で支払うお金（自費）は低く抑えられています。

そのため、**「安価だから標準治療にそこまで効果はない（安かろう悪かろう）」と考えるのは誤り**です。図表1－2（33頁）のとおり、標準治療を受けている患者さんは、代替療法を受けている患者さんと比べて治療成績がよいという科学的根拠もあります[*1]。

それでは、標準治療では具体的に何をするのか、順番に見ていきましょう。

**がんの標準治療は、（1）手術、（2）放射線治療、（3）抗がん剤治療の3つで構成されています。この3つをまとめて「3大治療」と呼びます。**

どこの臓器にどのような種類のがんができたかで、治療法は異なります。ただ、基本的には3大治療の順番や組み合わせなどを変えて対応します。

## 標準治療1 手術――がんがある部分を切り取る

**手術とは、文字どおりがんを物理的に取り除く治療法**です。悪いものを取り除くことで病気を治すという考え方です。

最も古くからあるもので、紀元前から記録があったことが報告されています。[*2]

ただ、がんは発生した臓器に留まってくれず、周囲に広がったり（**浸潤**《しんじゅん》）、ほかの臓器に移動したり（**転移**）する特徴があります。

そのため、手術は決して単純ではありません。がんそのものだけでなく、がん細胞が潜む周辺の部分も併せて切除します。

かつては、がんの病巣だけでなく周辺組織まで大きく切り取ること（**拡大手術**）が主流でした。

しかし、検査技術や放射線治療、抗がん剤治療が進歩したおかげで、体へのダメージが小さく、できるだけ周囲の切除を抑えた**縮小手術**が少しずつ行われるようになっています。

たとえば、乳がんの手術では、乳房だけでなく胸の筋肉まで切除する拡大手術が約100年間続けられていました。

一方で、最近では乳房を温存し、がんの病巣と一部のリンパ節のみを切除する縮小手術も行われるようになっています。

1985年には、**拡大手術と縮小手術を比べたランダム化比較試験が行われました。その結果、両者の間で治療成績が変わらない**ことが世界で初めて示されました。[*3]

この研究を受けて、現在では縮小手術が標準治療として認められています。

このように、ほぼすべてのがんの手術には、決まった標準治療が存在しています。そして、病院で提供される（保険が適用される）手術のほとんどすべては、科学的根拠に基づいています。

## 小型カメラ、ロボット……手術の最新事情

縮小手術は、乳がんだけでなく、ほかのいろいろながんにも応用されています。

最近では、内視鏡（小型カメラ）を使って切除する**腹腔鏡手術**や**胸腔鏡手術**に代わってきています。さらに、ロボットを使って遠隔から操作をする**ロボット支援手術**などの技術も進んでいます。

どちらも手術によってできる傷のサイズが小さいので、体への負担が小さく、術後の回復が早いというメリットがあります。

一方で縮小手術は、かなり熟練した技術を持つ外科医でないとうまくできないというデメリットがあります。未熟な医師が担当した腹腔鏡手術の後に、患者さんが死亡した例が日本で相次いで報告された[*4]ことは記憶に新しいと思います。

なお、手術に限ったことではありませんが、**新しい方法であればあるほど、治療成績がよいわけではありません。**

子宮頸がんの拡大手術と腹腔鏡手術（ロボット支援手術を含む）をランダム化比較試験で比較した研究の結果、腹腔鏡手術の治療成績のほうが劣っていると報告されています。[*5]

この研究には、アメリカ、イタリア、ブラジル、オーストラリアなどにある33の医療機関から、631人の患者さんが参加しました。

その結果、試験開始から4〜5年が経った時点で、再発せずに生存している患者さんの割合（**無再発生存率**）は、拡大手術を受けた患者さんのグループでは97％だったのに対して、腹腔鏡手術のグループは86％でした。

## 標準治療 2 放射線治療——がん細胞に放射線を当てて破壊する

**放射線治療は、放射線を当てることでがん細胞を破壊する**治療法です。

正常細胞に比べて、がん細胞は放射線が当たると死にやすい性質があり、これを利用しています。

レントゲン博士がX線を発見した翌年の1896年から、放射線はがん治療に応用されたという記載が残っています。1950年代からさかんになり、いろいろながんに応用されてきました。

手術と同様に、放射線治療はがんがある部分とその周辺に対して行われます（**局所治療**）。メスで体を傷つけずにがん細胞を破壊することができるので、体へのダメージが少ないというメリットがあります。

一方、放射線治療が効きやすいがんと、効きにくいがんがあります。放射線治療が効きやすいのは頭頸部《とうけいぶ》がん（口腔がんや咽頭がんなど）、食道がん、子宮頸がん、肛門がん、前立腺がんなどです。

また、体へのダメージが少ない治療法ですが、一定の確率で副作用が起こることがあります。だるさや食欲不振のほか、放射線を当てた部分の皮膚がやけどのようにただれることがあります。治療前に主治医から説明をよく聞いてください。

放射線治療の副作用を減らすために、今までたくさんの研究が行われ、新しいタイプの放射線機器が開発されています。

2000年代になると、より病巣部にピンポイントに照射できる**定位放射線治療**が開発されました。この定位放射線治療を応用したものに、**ガンマナイフ**や**サイバーナイフ**という放射線治療技術があります。

ガンマナイフとは、病巣部に数多くの細かいガンマ線（X線よりもさらに波長の短い電磁波）を集中照射させる治療法のことです。サイバーナイフとは、ロボットアームの先に取りつけられた放射線治療装置が体の周りを自由自在に動き、集中的に放射線をがんの部位に投与する（ピンポイント照射する）治療法のことです。

これらは手術の代用にもなるので、**定位手術的照射**（**SRS**）とも呼びます。SRSの技術は、がんが脳に転移したときに最も応用されていて、今では標準治療の1つになっています。

また、コンピューターによって放射線量を最適化する**強度変調放射線治療**（**IMRT**）という装置も開発されています。

この装置を使うことで、がん組織には高い放射線量を与え、周辺の臓器には低い放射線量に抑えて与えることが可能です。これらの治療法は保険適用になっています。

## 期待の粒子線治療は実際のところ効くのか

まだ標準治療ではありませんが、検証中の放射線治療もいくつか紹介しましょう。

メディアにたびたび紹介されている治療法に**粒子線治療**があります。**陽子線治療**や**重粒子線治療**などが含まれます。

粒子線治療の利点は、通常のX線照射とは異なり、体の表面への放射線量を抑え、体の深いところにあるがん病巣への放射線量のみ高くできることです。そのため、効果を高め、副作用を減らすことが期待できます。

欠点は、大がかりな治療装置が必要であり、1回照射するのに高額な費用がかかることです。2020年3月現在、粒子線治療は、小児がん、骨軟部腫瘍、頭頚部がん、前立腺がんなどの一部のがんに保険適用となっていますが、その他のがんでは保険適用ではなく、治療にかかる費用が自費になります。

期待の方法としてたびたび取り上げられる粒子線治療は、従来の放射線治療と比べて優れている科学的根拠はあるのでしょうか。

前述のとおり、理論的に優れていたとしても、新しい技術が実際の患者さんに対して本当に有効かどうかは、ランダム化比較試験できちんと検証しなければ証明できません。

粒子線治療の1つである陽子線治療と従来の放射線治療とを比較したランダム化比較試

験は、肺がんで1つ報告があります。[*6] アメリカで毎年ベストホスピタルの1つに選ばれているMDアンダーソンがんセンターで行われた研究です。

手術不能な肺がん患者さん149人を、従来の放射線治療（IMRT）を受けるグループと、陽子線治療を受けるグループにランダムに割り付け、治療効果と副作用を比較しました。

その結果、当初の期待に反して、**治療効果も周辺臓器に与える副作用も、陽子線治療は従来の放射線治療と比べてほとんど変わりませんでした。**

ただこの研究は対象患者さんの参加数が少なかったので、2020年3月現在、大規模な臨床試験で再度検討中です。今後の研究結果が待たれます。

実際のがんに対してどの放射線治療が有効なのかについては、たくさんの研究結果に基づいた高度な判断が必要です。専門の医師に聞くのがいちばん確実と言えるでしょう。

## 標準治療3 抗がん剤治療——体全体に薬を巡らせてがんをやっつける

抗がん剤治療とは、薬物を使ってがん細胞をやっつけようとする治療法のことです。

「抗がん剤は効かない」「抗がん剤をやると体がボロボロになる」「治療中は仕事もできな

くなる」といった誤解がいまだに多い治療法でもあります。

抗がん剤には150以上の種類があります。がんの種類やステージなどにより、使い方が異なります。新しい種類が日夜開発されており、以前の抗がん剤ならば治療できなかったがんも治療できるようになってきています。

昔と違い、今では抗がん剤の副作用の大部分はコントロール可能になっており、抗がん剤治療は以前ほどつらい治療ではなくなりつつあります。

がんには、小さくても容易にほかの部位に転移する性質があります。

たとえ手術で取り切れたと思っていても、目に見えないレベルの小さながん細胞がひっそりとほかの臓器に転移していて、後になってから転移がんとして出現することがしばしばあります。

そのため、手術だけではなく、がんをやっつける薬を体全体に巡らせる（**全身治療**）抗がん剤治療を組み合わせます。

がんの種類や状況によっては、手術をせず、抗がん剤治療のみでがんの治療が行われることもあります。

## 抗がん剤がまったく効かないがんはない

ただし、抗がん剤は万能ではありません。抗がん剤だけで治癒まで期待できるがんはまだまだ少なく、一部のがんに限られています。**図表2―1**のとおり、抗がん剤には効きやすいがんと効きにくいがんがあります。[*7注1]

Aグループは、抗がん剤のみで治癒が期待できるがんの種類です。白血病のような血液のがん（血液腫瘍）が主になりますが、血液以外で体の臓器にできる固形がんの中でも、胚細胞性腫瘍（精子や卵子になる前の細胞から発生したがん）や絨毛がん（妊娠時に胎盤を作る絨毛細胞から発生するがん）と呼ばれるがんには、抗がん剤のみで治癒が期待できます。

この2つは若年者に多いのですが、診断が難しく、強力な抗がん剤治療が必要になることがあるため、専門医による診断・治療が必須です。

Bグループは、抗がん剤を使うことで十分な延命効果が期待できるがんです。手術前や手術後に抗がん剤治療を行ったり、放射線治療と併用したりすることで、治癒率が向上します。

Cグループのがんは、抗がん剤を使うことで症状緩和や延命効果が期待できます。

図表｜2-1

## 抗がん剤には向き不向きがある
――がんの種類ごとの抗がん剤の期待できる効果

**Aグループ　治癒が期待できる**

急性骨髄性白血病、急性リンパ性白血病、ホジキンリンパ腫、非ホジキンリンパ腫（中・高悪性度）、胚細胞腫瘍、絨毛がん

**Bグループ　症状緩和や延命効果が十分に期待できる**

乳がん、卵巣がん、小細胞肺がん、非小細胞肺がん、大腸がん、多発性骨髄腫、慢性骨髄性白血病、慢性リンパ性白血病、非ホジキンリンパ腫（低悪性度）、胃がん、膀胱がん、悪性黒色腫

**Cグループ　症状緩和・延命効果が期待できる**

骨肉腫、軟部組織腫瘍、頭頸部がん、食道がん、子宮がん、腎がん、肝がん、胆道がん、膵がん、脳腫瘍、甲状腺がん、前立腺がん

出典：*7より一部改変

1997年時点では、脳腫瘍、悪性黒色腫、腎がん、膵がん、肝がん、甲状腺がんの6つは抗がん剤が効かないグループに分類されていました。

しかし、抗がん剤の開発が進歩した結果、これらのがんにも効果のある抗がん剤が開発されるようになりました。

2016年に、甲状腺がんに対してソラフェニブという抗がん剤が有効だと認められたのを最後に、**抗がん剤が効かないグループがなくなりました。**

自然派志向の強い方からは、抗がん剤治療は嫌われることが多い治療法です。

これはおそらく、抗がん剤が自然由来ではない人工的な化学物質だと思われて

いるからですが、実は**植物由来**（植物アルカロイド、イチイの木や中国原産の喜樹など）や**海産物由来**（ホヤ、カイメンなど）**の抗がん剤も多く存在します。**

# 抗がん剤の3つの副作用

抗がん剤の最大のデメリットは、副作用があることです。

必ず副作用が起きてしまうので、最も処方が難しい治療薬の1つでもあります。主な副作用には、（1）吐き気、（2）脱毛、（3）白血球減少があります。

### ●副作用1 ― 吐き気 ―― 80%はなくせる

吐き気は、患者さんが自覚する最もつらい副作用の1つです。

昔の抗がん剤は吐き気が強く出たため、治療後は1カ月以上も寝たきりになり、ほとんど食事ができないこともありました。

しかし最近では、**吐き気を抑える制吐薬が開発され、8割は吐き気をなくすことができる**ほどになっています。[*8]

### ●副作用2——脱毛——冷やせば抑えられる

脱毛を予防することは、今までは困難でしたが、最近では頭部を冷却することでかなり抑えることができるようになりました。

治療中に頭部を冷やす装置をつけることで、完全とまではいきませんが、一部の人に対して、ウィッグや帽子などを必要としない軽度のレベルにまで脱毛を予防することができると報告されています。[*9]

この冷却装置は2019年5月に医療機器として承認されました。今後、多くの施設で使われるようになるでしょう。

### ●副作用3——白血球減少——免疫力が落ちてしまう

白血球は、体の外から侵入してくる細菌を退治して健康を維持する細胞です。抗がん剤の副作用でこの白血球が減少してしまいます。

白血球の減少は痛くもかゆくもないので、患者さんとしては自覚しにくい副作用です。しかし、重度の白血球減少が続くと重い感染症を引き起こすことがあるため、注意しなければなりません。

実は、抗がん剤の副作用による死亡で最も多いのは、この免疫力が落ちている時に起きる感染症によるものです。治療を受けた患者さん全体の1〜10％に白血球減少による重篤な感染症が起こるという報告もあります。[*10]

これら3つよりも頻度の低いものとして、腎障害、肝障害、末梢神経障害など、数十種類の副作用があります。

しかし、**抗がん剤の副作用管理（支持療法）は近年とても進歩しています**。吐き気を抑える制吐薬、白血球減少に対応する抗生物質、白血球を増やす薬などが開発されています。

## 日本で抗がん剤が正しく使われていない理由とは

抗がん剤を使用する医師は、副作用をきちんと管理できなければいけません。しかし、残念ながら日本では必ずしもそれがきちんと達成できているとは言えません。

**先進諸国の中で、日本は抗がん剤治療の専門医（腫瘍内科医）がいちばん少ない**のです。

日本での抗がん剤治療の多くは、腫瘍内科医ではなく外科医によって行われています。[*11]

アメリカの腫瘍内科医は1万7601人（2019年6月現在[*12]）であるのに対し、**日本**

**は1330人**（2020年2月現在）[*13]**と、アメリカの13分の1しかいません。**

人口の違い（アメリカ3・27億人、日本1・27億人）を考慮しても、圧倒的に少ないことがわかると思います。

**腫瘍内科医は、抗がん剤治療を行うだけではなく、あらゆるがんの診断から治療までを広く担当する総合的ながん専門医**です。

欧米では、1970年代から腫瘍内科の専門医制度が確立しており、専門医によって抗がん剤が投与されています。がんを専門にする医師は何科医かと聞くと、一般市民でも「腫瘍内科医」と答えるほど一般的な存在になっています。

それに対し日本では、がんの専門病院ですら腫瘍内科医がいない現状が続いています。残念ながら、腫瘍内科医のいない病院では、がん患者さんの総合的なマネージメントをする専門家がいないこともあり、しばしば正しい抗がん剤治療が行われていないという問題があります。

**抗がん剤治療で重要なことは、副作用を恐れてむやみに抗がん剤を減量してしまわないこと**です。副作用を恐れて中途半端に投与量を減らすと、がんに対する効果も弱まってしまうからです。[*14]

日本には専門医が少ないこともあり、抗がん剤にあまり詳しくない医師が、副作用を恐れて安易に減量投与をしたり、逆に減量せず投与したものの、副作用管理がうまくできなかったりする現状があります。その意味でも、抗がん剤は専門医によって投与されるべきです。

抗がん剤治療で体がボロボロになってしまったなどという話はよく耳にしますが、これもやはり、専門医が不足していることが一因でしょう。

抗がん剤治療の副作用管理が進歩したおかげで、2020年3月現在、**血液がん以外のほぼすべての固形がんの抗がん剤治療は、通院治療で行えるようになりました。**

欧米では、固形がんの抗がん剤治療を入院で行っていることはほとんどありません。

しかし残念なことに、**日本では、通院治療が可能な抗がん剤でも、いまだに入院で行われていることが多いのが実情**です。厚生労働省のデータを見ても、半数以上の患者さんの抗がん剤治療が入院で行われています。[*15]

本来、通院でできる抗がん剤治療を入院で行うと、患者さんの生活の質（QOL）を低下させ、社会復帰を妨げる要因になります。

患者さんには直接関係ありませんが、入院には多大なコストがかかりますので、医療費を必要以上に使っていることにもなります。

抗がん剤治療は確実に進歩していますので、日本の体制をもっと整えて、多くの患者さんが通院で治療を受けられるようになってほしいと思います。

## がん細胞の増殖をピンポイントで防ぐ薬

手術、放射線治療、抗がん剤治療の3つの標準治療の中で、近年最も進化しているのは抗がん剤治療です。

抗がん剤は、殺細胞薬、分子標的薬、ホルモン療法薬に分類されます。そのうちの**分子標的薬が登場したことで、今まで治療が難しかったがんにも効果を発揮できるようになりました。**

従来の抗がん剤（殺細胞薬）は細胞の核（遺伝子を貯蔵する部分）を攻撃するので、正常細胞もがん細胞も見境なくやっつけてしまい、副作用が多くなります。

それに対し**分子標的薬は、がん細胞の増殖などに関わる特定の分子だけを狙い撃ちにします。**

世界初の分子標的薬は、乳がんに対する抗体治療薬のトラスツズマブです。

1998年にアメリカで承認され、日本では2001年に承認されています。21世紀になって分子標的薬の開発が進み、2020年3月現在、70種類以上の分子標的薬が世界で承認されています。

ノーベル賞を受賞した本庶先生が開発に関わったオプジーボも分子標的薬の1つです。従来の分子標的薬は、主にがん細胞を増殖させる分子（**増殖因子**）を主な治療ターゲットにしてきました。

それに対してオプジーボは、免疫を抑制する機能をもつ分子（PD-1）をターゲットにしています。そのため「**免疫チェックポイント阻害薬**」と呼ばれます（単に「免疫療法」と呼ばれる場合もあります）。

分子標的薬は従来の抗がん剤よりも副作用が少なくなったとはいえ、**間質性肺炎や皮疹といった分子標的薬特有の副作用があるので、やはり専門医による管理が必要**です。

オプジーボのような免疫チェックポイント阻害薬は、免疫機能を担当するリンパ球の免疫力を高めすぎてしまうため、重症筋無力症や副腎不全などの重篤な副作用（自己免疫疾患）が約10％の患者さんに出ます。[*16]

ときに重症となり、死亡例の報告がありますので、専門医でない医師が安易に処方すべき薬ではありません。

## がんの「ステージ」によって治療法は異なる

あらゆるがんに対して、手術・放射線治療・抗がん剤治療の3つすべてが効果的なわけではありません。がんの種類や進行度（**ステージ**）によって治療法はまったく異なります。

**図表2－2**は、乳がんのステージごとの標準治療を示しています。

この図表はとてもおおまかなものであり、すべての例に当てはまるわけではありません。がんの治療法の1つの考え方ととらえてください。

がんのステージは、腫瘍の大きさ（T分類）、リンパ節に転移したかどうか（N分類）、最初に発生した腫瘍から遠く離れた部位（**遠隔臓器**）に転移したかどうか（M分類）という3つの要素で決まります。

分類の方法は、がんの種類ごとに詳細に決められており、国際対がん連合（UICC）による**TNM分類**[*17]という国際的な方法で統一されています。

一般的に、**ステージⅠ、Ⅱの段階を早期がん、ステージⅢ、Ⅳの段階を進行がん**と呼びます。たとえば乳がんの場合、ステージⅠ、Ⅱは局所の乳房およびその周辺にがんが散らばっているのに対し、ステージⅢはさらに腫瘍が大きくなり、近接したリンパ節に転移しています。ステージⅣは遠隔臓器に転移した状態となります。

がんのステージは、必ずしもステージⅠからⅣの段階を経るものではありません。がんの増殖スピードがゆっくりである場合、ステージⅠからゆっくりとステージⅡ、Ⅲと進行します。

しかし、**がんの増殖スピードが非常に速い場合には、発見された時点ですでにステージⅣに進展している場合もあります。**

増殖スピードが非常に速いがんになると、「がん検診や人間ドックに毎年欠かさず行っていたのに、がんが見つかったときにはすでにステージⅣだった」という事態が起こります。これは必ずしも検診で見逃されていた（医療ミスである）わけではありません。前回の検診の後に発生し、すぐにステージⅣまで進行してしまったために起きるのです。

図表｜2-2

## がんのステージごとに治療内容が変わる
――乳がんの標準治療の内容

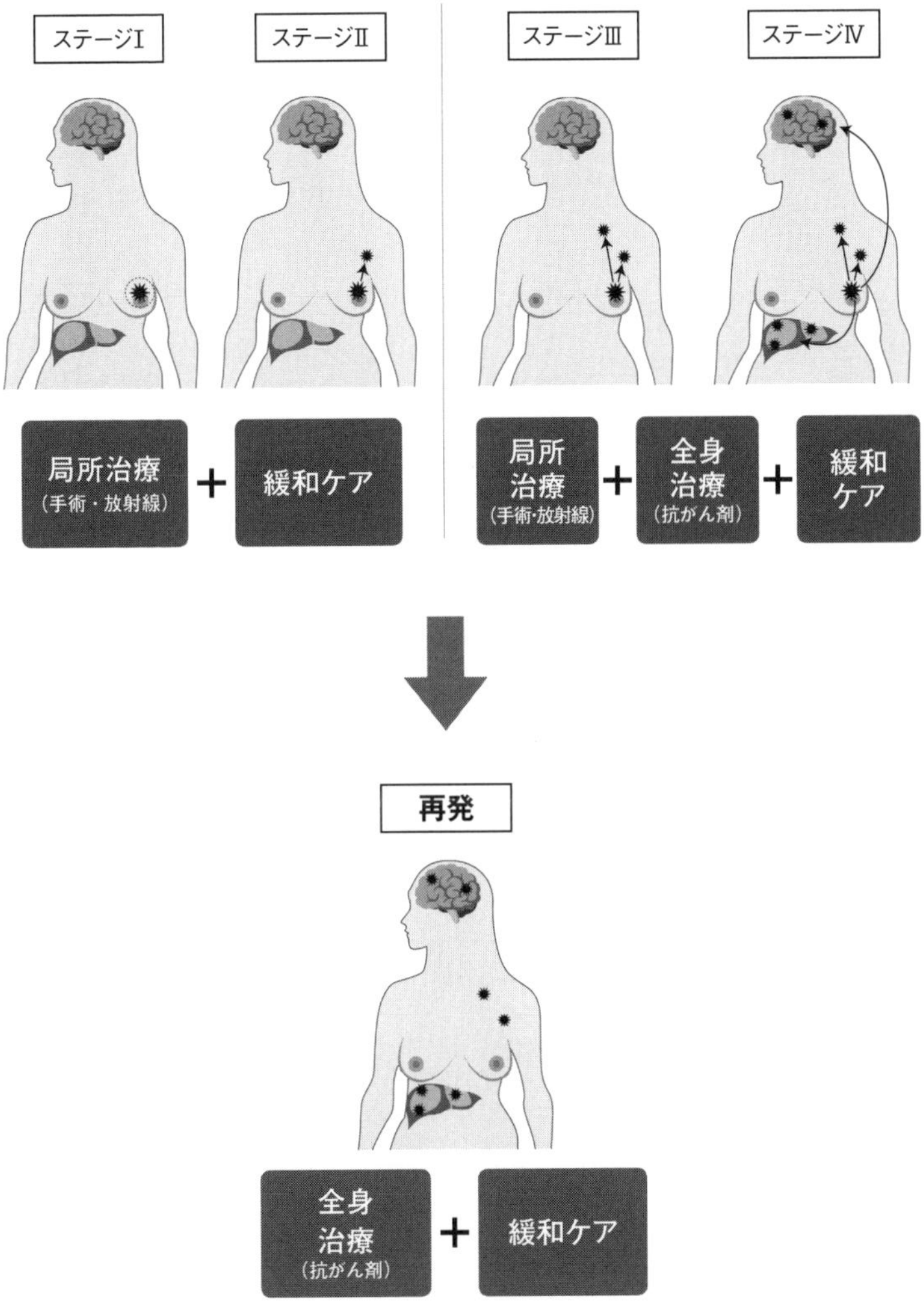

# がんの治療方針は複数の専門家が相談して決める

がんの治療方針は、主にステージによって決められます。

**ステージⅠやⅡでは、主に局所治療である手術や放射線治療を行います。ステージⅢやⅣになると、局所治療に加えて全身治療である抗がん剤治療を組み合わせます。**ステージⅣになりますと、遠隔臓器に転移があるため、抗がん剤治療が主体になります。

**がんが再発し、遠隔臓器に転移がある場合は、ステージⅣと同様の状況であると考えられる**ため、全身治療である抗がん剤治療が主体となります。

がん細胞には、血管やリンパ管に入り込み（**浸潤**）やすい性質があるため、がんが小さくても、血管やリンパ管に浸潤した微小ながん細胞が全身に回る可能性があります。浸潤したがん細胞はとても小さいため、血液検査でもわかりませんし、CTやPET検査などの画像診断でもわかりません。

このため、局所治療が終了し、がんがいったん消えたように見えても、数年経って遠隔臓器に再発するということが起こってしまうのです。

## がんの標準治療は、必ずしも1つの最適解の治療に絞られるとは限りません。

実際にどうやって手術、放射線治療、抗がん剤治療の組み合わせを考えていくかは、がんの種類やステージだけでなく、患者さん自身の年齢や合併症の有無、肝機能や腎機能などといった個別の状況によっても変わってきます。

前立腺がんや子宮頸がんの早期がんでは、手術と放射線治療の治療成績はほぼ同等の結果が示されていますので、どちらを選択することもできます（正解はありません）。

抗がん剤治療を選択する場合にも、抗がん剤の組み合わせがいくつもあり、1つに絞られるわけではありません。

がんの標準治療と言っても、簡単に治療方針を決められるわけではありません。標準治療は1つではなく、いくつかの選択肢があるということです。患者さん個人個人の状況によって異なるものであり、専門医によっても見解が異なることがあります。

明らかに効果が高い治療法が1つだけ存在すれば、すべての医師がそれを選択することでしょう。しかし、効果が似通っている治療法が複数存在する場合は、医師によって判断が分かれることがあります。

いずれにしても、患者さんに可能な治療法のうち、最も科学的に効果が期待される方法が選ばれることになります。

がんの専門医には、外科医や腫瘍内科医、放射線治療医、放射線診断医、緩和ケア医、精神腫瘍医などいろいろな専門医がいます。

国や地域で指定されている**がん診療連携拠点病院**では、がん患者さんの治療方針は複数の専門家が相談して決めます（**キャンサーボード**）。

主治医の治療方針に納得がいかない場合や、ほかの専門医の意見を聞きたい場合には、主治医とは別の医師に治療法について意見を求めること（**セカンドオピニオン**）が可能です。

担当の医師と治療方針をよく相談したうえで、納得できる治療を受けるようにしてください。

## 「日本での承認の遅れ」はわずか0・4年

標準治療について、患者さんから「日本の治療は海外の治療に比べて遅れているのではないか？」とよく質問されます。少し解説しましょう。

標準治療として承認された治療法には、保険が適用されます。ただ一部には、海外で先に承認されたけれど、日本ではまだ承認されていないものがあります（**国内未承認薬**）。以前は、この海外と日本の間の承認の遅れ（**ドラッグ・ラグ**）が何年もの規模で発生することがありました。

しかし、実は最近ではこのドラッグ・ラグは、ほとんど解消されています。厚生労働省の外郭団体で、医薬品を審査する医薬品医療機器総合機構の試算によると、**2006年度のドラッグ・ラグが2・4年だったのに対して、2017年度は0・4年と大幅に改善**しています。[*18]

海外で承認されたものも含め、もはや「**標準治療**」イコール「**保険適用の治療**」と言ってよいでしょう。

## 「緩和ケア」は最後の手段ではなく、第4の治療法

標準治療の1つとして、忘れてはいけないものに**緩和ケア**があります。緩和ケアとは、がん患者さんの痛みや苦しみを和らげる治療のことです。

緩和ケアには、治療的な効果はないと長らく考えられていました。

重要だと言われていても、患者さんには「終末期医療」「最後に行う医療」「治療をあき

らめた時に行うもの」といったよくないイメージを持たれることが多かったのです。

そんな中、2010年に世界で最も権威のある医学雑誌の1つ『ニューイングランド・ジャーナル・オブ・メディシン』に衝撃的な論文が発表されました。

**緩和ケアに延命効果が認められた**[*19]のです。

手術が難しい進行肺がん患者さんに対して、抗がん剤治療のみを行うグループ（抗がん剤単独グループ）と、抗がん剤治療に加えて月1度の緩和ケアチームの外来受診を行うグループ（早期緩和ケアグループ）とにランダムに割り付けて、結果を比較しました。

「緩和ケアチーム」とは、緩和ケア専門医やがんの専門看護師から構成されるチームのことです。

進行がんの診断時から緩和ケアチームが関わるのですが、がんが診断された時点では、ほとんどの患者さんに痛みなどの身体症状はありませんでした。

患者さんに症状がない時期には、緩和ケアチームは、患者さんの生活の質を向上させるための相談や、治療法選択の意思決定支援などに関わっていました。

図表｜2-3

# 緩和ケアの延命効果はオプジーボ並

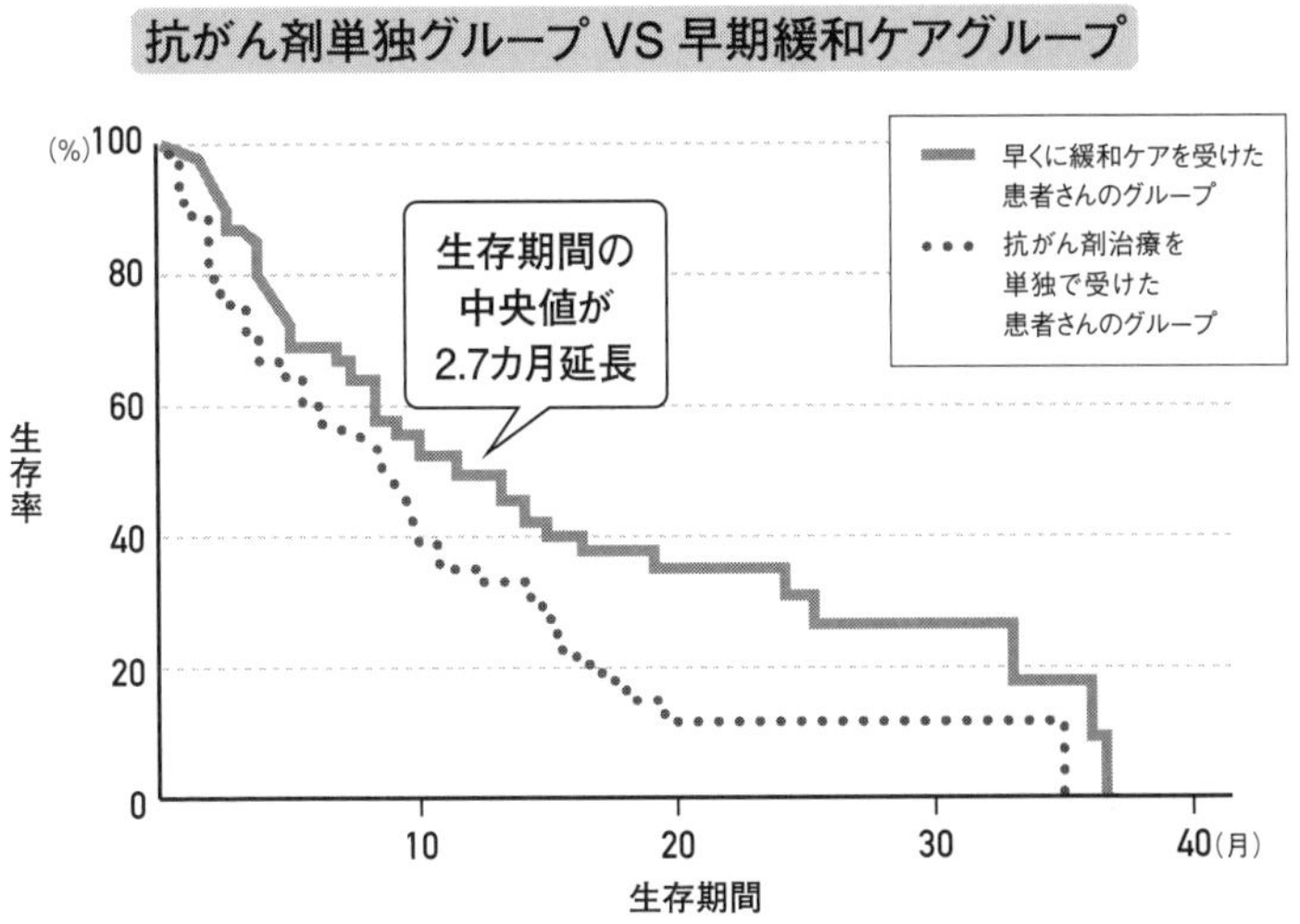
抗がん剤単独グループ VS 早期緩和ケアグループ
(%)100
80
60
40
20
0
生存率
10
20
30
40(月)
生存期間
生存期間の
中央値が
2.7カ月延長
早くに緩和ケアを受けた
患者さんのグループ
抗がん剤治療を
単独で受けた
患者さんのグループ

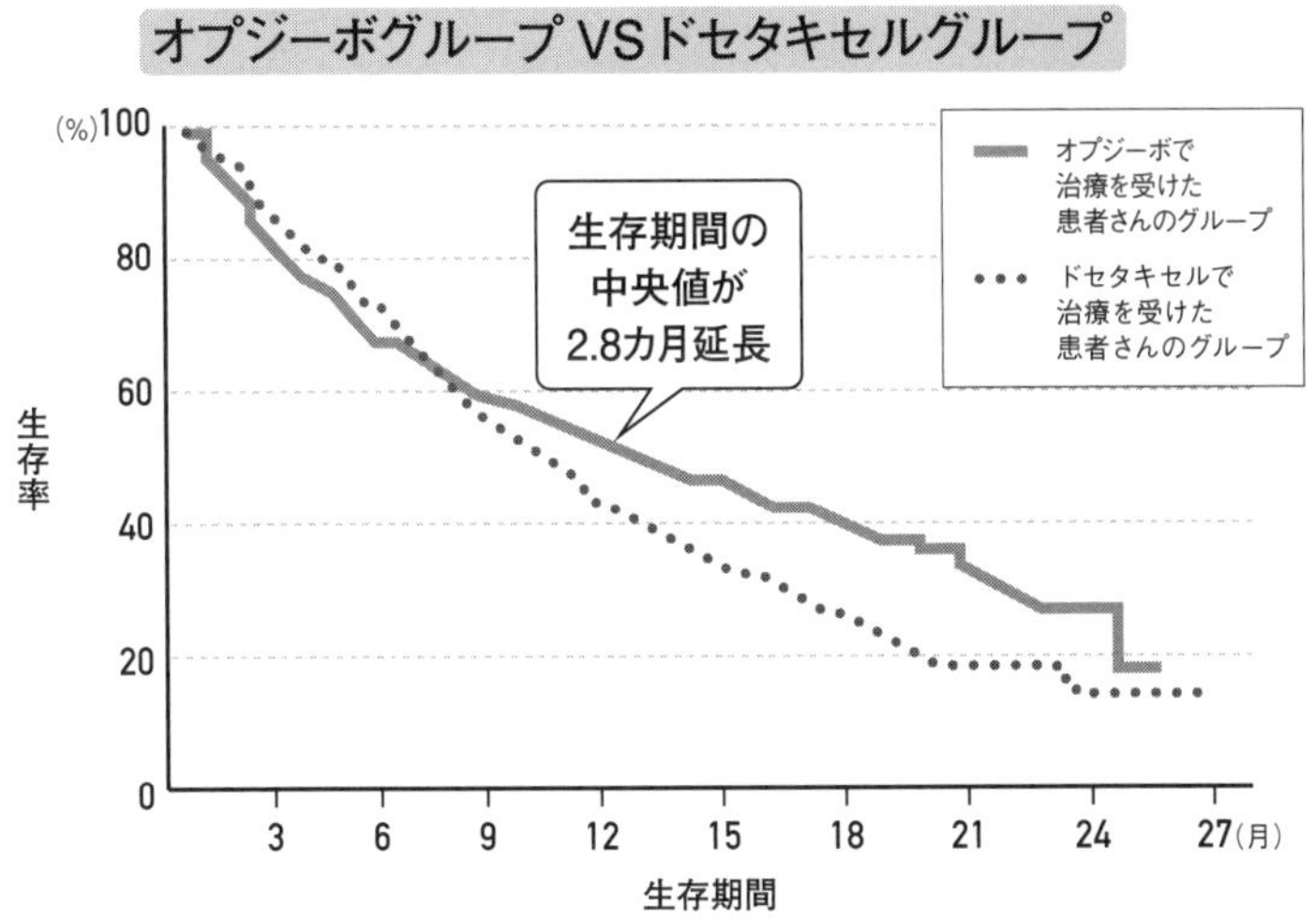
オプジーボグループ VS ドセタキセルグループ
(%)100
80
60
40
20
0
生存率
3
6
9
12
15
18
21
24
27(月)
生存期間
生存期間の
中央値が
2.8カ月延長
オプジーボで
治療を受けた
患者さんのグループ
ドセタキセルで
治療を受けた
患者さんのグループ

出典：＊19－20より筆者ら作成

## 早期の緩和ケアで生活の質が上がり、抗がん剤が減る

研究の結果、**早期緩和ケアを受けていた患者さんは、生活の質が高かっただけでなく、うつ症状も少なく、生存期間の延長も認められました**（図表2－3）。[*19]

抗がん剤単独グループの中でうつ症状が認められたのは38％だったのに対し、早期緩和ケアグループは16％だったのです。

また、抗がん剤単独グループの生存期間中央値は8・9カ月だったのに対し、早期緩和ケアグループは11・6カ月と2・7カ月延長されていました。

この「2・7カ月の延長」は短いと思われるかもしれませんが、これだけの効果を得るのは簡単なことではありません。ノーベル賞の本庶先生が開発に携わったオプジーボの肺がんに対する生存期間の延長効果は、2・8カ月と報告されています。[*20]

この2つの臨床試験の結果は対象が異なりますし（早期緩和ケア試験では初回治療、オプジーボ試験では二次治療）、患者数や試験の評価項目が異なるため（早期緩和ケア試験では主に生活の質改善を狙っていた）、単純に比較することはできません。

しかし、**緩和ケアを導入することが、抗がん剤と同じような治療効果をもたらす可能性があると発見されたのは、非常に画期的なこと**です。

それも、副作用のほとんどない緩和ケアで生存期間を2・7カ月も延長させるのは驚くべきことであり、世界中のがん治療医に衝撃をもたらしました。

また、追加研究によって、早期緩和ケアグループのうち、亡くなる前の最後の2カ月以内に抗がん剤治療をしていた患者さんは9％であり、抗がん剤単独グループの36％と比べて少なかったこともわかっています。[*21]

つまり、**早期に緩和ケアを導入することは、延命効果をもたらしただけでなく、メリットの少ない終末期の抗がん剤を減らし、生活の質も向上させた**のです。

早期の緩和ケアの有用性を証明するために、これまで7つのランダム化比較試験が行われ、1614人の患者さんのデータによる**メタアナリシス**の結果も報告されています。

**メタアナリシスとは、複数の研究（ここではランダム化比較試験）を統合したもので、最も科学的根拠のレベルが高い研究**のことです。

最新のメタアナリシスの結果、進行がん患者さんに早期の緩和ケアを導入すると、生活の質が高まり、がんによる症状が抑えられることは確かであるとわかりました。[*22]

延命効果については、残念ながら、まだしっかりとは証明できませんでしたが、今後のさらなる研究が必要であると結論づけています。

こうした研究結果を受けて、米国臨床腫瘍学会（ASCO、日本での癌治療学会、臨床腫瘍学会に相当）では、進行がんの患者さんに対し、診断から2カ月以内に外来または入院での早期緩和ケアの導入を推奨するガイドラインを2017年に出しました。[*23]

最善のがん治療を考える際には延命効果ももちろん重要ですが、それだけでなく、患者さん自身の生活の質を保つことも重要です。

がん治療で延命効果は得られたとしても、生活の質を落としてしまっては何のために治療をしているのかわからなくなってしまうからです。

そういった意味でも、**緩和ケアが進行がん患者さんに対して生活の質を高めるという科学的根拠は明らかであり、がんの標準治療の1つと考えてよい**のです。

## 「治療か緩和ケアか」の二者択一は間違い

日本ではしばしば悪い印象を持たれている緩和ケアですが、本来は積極的治療（手術、放射線治療、抗がん剤治療）と並行して行うべきものです。

治療が行き詰まった際になって、主治医が「治療を続けるか、緩和ケアにするか、どちらか決めるように」と二者択一のように並べて説明することが多いため、悪い印象が広まったのだと思います。

また、「あなたには標準治療は終了しました。もう治療はありません。今後は緩和ケアをすすめます」などと患者さんを見放してしまうかのように説明することも、残念なことにいまだに多くの病院で行われています。

緩和ケアは標準治療の1つであり、積極的治療と併用するものという認識が医療界でなされていないことも、誤解を生む要因になっています。

そんななか、2012年6月に見直されたがん対策推進基本計画で「**がんと診断された時からの緩和ケアの推進**」**が重点事項に位置づけられました**。

日本での取り組みはまだまだ実践的ではありませんが、診断時、早期からの緩和ケアが日本中のがん患者さんに取り入れられるようになるべきだと私たちは考えています。

## 標準治療を受けるにはどうすればよいか

実際に標準治療を受けるには、まず診断を受けた病院で治療を受けられるのか、もしくはほかの病院を紹介してもらわなくてはいけないのかを確認する必要があります。

**がんの標準治療は、国が地域ごとに指定したがん専門の病院である「がん診療連携拠点病院」で受けることができます。**

がん診療連携拠点病院の場所は、国立がん研究センターのウェブサイトなどで確認ができます。[*23] 病院を選ぶには、腫瘍内科医が在籍しているかどうかを確認することが大切です。

治療を受ける病院ががん診療連携拠点病院でない場合には、標準治療がしっかり受けられるかどうかを確認してください。

## 標準治療以外は「まだ効くかどうかわからない治療法」

標準治療以外のがん治療法として、効果が未確定で保険適用ではない**未承認治療**があり

図表｜2-4

## 標準治療と未承認治療の分類

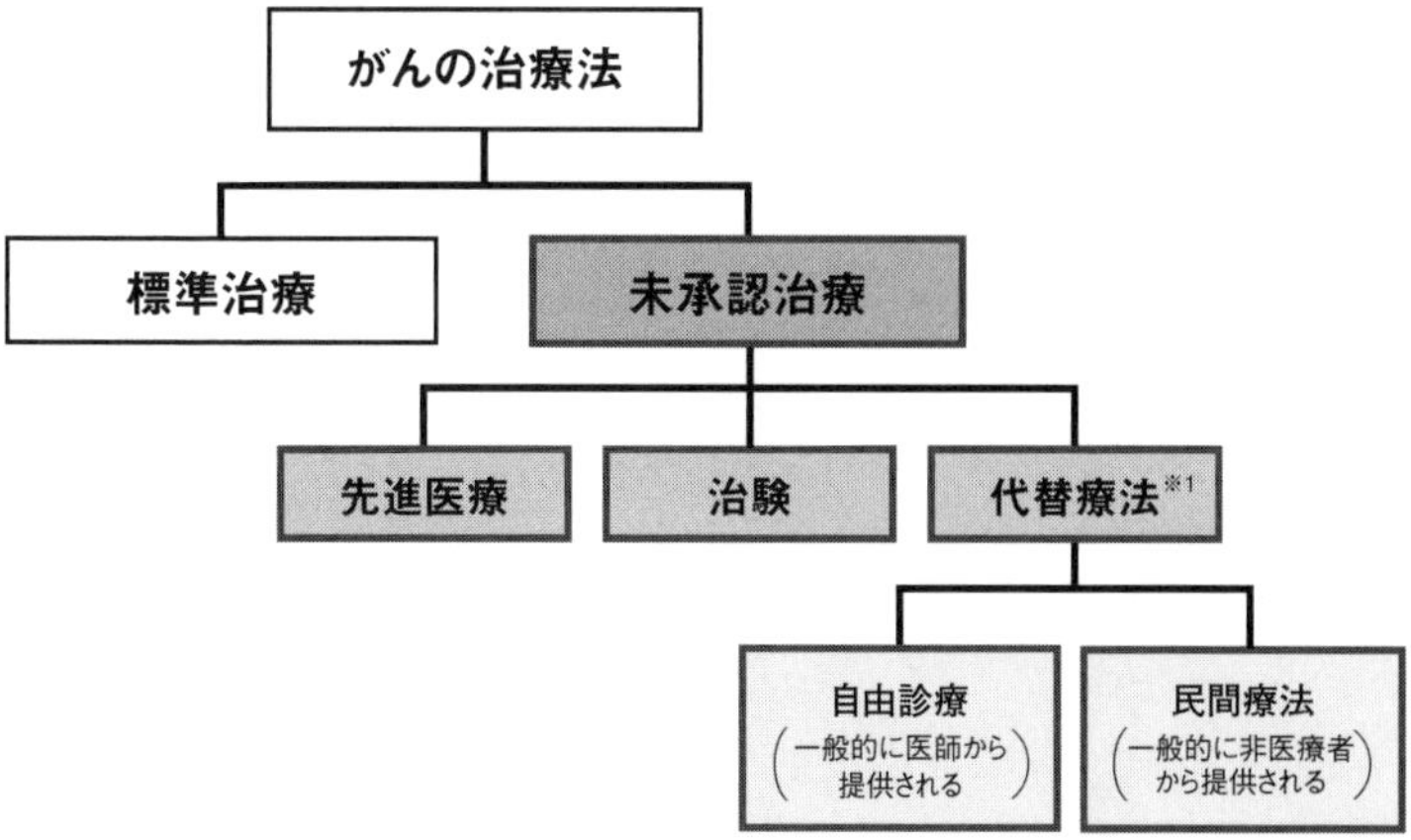

がんの治療法
標準治療
未承認治療
先進医療
治験
代替療法※1
自由診療
（一般的に医師から提供される）
民間療法
（一般的に非医療者から提供される）


※1　代替療法の中には、漢方薬や鍼灸など、一部保険適用になっているものもあります。しかし、がんを縮小させたり、延命効果を示したりするような直接的な治療効果があることが明確に証明されたものは1つもないのが現状です。

ます。保険診療があまりにも当たり前になりすぎていて、一般の患者さんは「もしかして保険適用以外にもっとよい治療法があるに違いない」「標準治療以外にも何か特別な治療法があるかもしれない」と考えてしまうのだと思います。

インターネットで「がん　治す」と検索すると、必ずと言ってよいほど「最先端の○○免疫療法」ですとか「最新の○○遺伝子治療」といったような宣伝文句を目にします。

テレビや雑誌では、しばしば「名医が示す○○という最先端の治療法」などという番組や特集が組まれています。

このような治療法はたいてい保険適用

ではなく、全額自費であることが多いため、注意が必要です。

がん患者さんの中には、わらにもすがる思いで、少しでも効果がありそうなら何でも試したいという方が多くいます。

しかし、こうした**未承認治療の中には、効果が定まっていないどころか、効果や副作用を証明できるデータがまったくないのに、医師による診療行為として提供されているものもある**ので、慎重な対応が必要です。

「最新治療」などと聞くと、つい自分も受けてみようと飛びついてしまいたくなるものですが、**最新治療は必ずしも最善の治療ではありません。**

標準治療になっていない最新治療とは、研究・実験段階の治療法のことであり、有効性がまだ明らかになっていないのです。

## まだ効果が証明されていない3つの未承認治療

**図表2－4**に、標準治療と未承認治療の分類をまとめました。

未承認治療は、大きく分けて（1）先進医療、（2）治験、（3）代替療法に分類されます。

図表｜2-5

## 自由診療、民間療法を規制する法律はない

——標準治療と未承認治療（先進医療、治験、代替療法）の違い

| | 標準治療 | 先進医療 | 治験 | 代替療法 | |
|---|---|---|---|---|---|
| | | | | 自由診療 | 民間療法 |
| 有効性のエビデンスの有無 | ◎ | △ | △ | × | × |
| 費用負担 | 保険適用 | 自費 ＋ 保険（診察・検査など） | 原則無料（交通費など支給 一部保険療養あり） | 全額自費 | 全額自費 |
| 規制する法律 | 健康保険法 | 健康保険法（評価療養） | 薬機法 | なし（再生医療法などで一部規制） | なし |
| 倫理委員会の審査 | ― | ○ | ○ | ？ | ？ |
| 例 | 肺がんのオプジーボなど | 陽子線治療、重粒子線治療など | 卵巣がんのオプジーボ治験など | クリニックのビタミンC治療、免疫細胞療法など | 健康食品、サプリ、ヨガ、マッサージなど |

代替療法の中には、自由診療、[注2]民間療法があります。未承認治療の中でも、先進医療、治験の2つは原則的に**臨床研究**（**臨床試験**）として行われます。[注3]

**臨床研究とは、人間を対象とした医学研究のこと**です。患者さんの安全と利益が何よりも尊重され、第三者による厳密な倫理委員会で審査される必要があります。

**臨床試験とは、臨床研究のうち、新しい治療法などを厳密に評価する試験のこと**です。第1章で解説したように、フェーズⅠからⅢまであります。

臨床試験は治療を兼ねた研究ですが、目的はあくまでも新しい治療法の効果を確かめることですので、参加された患者さんにメリットがあるとは限りません。

効果がないかもしれないし、これまでわかっていなかった副作用が出るかもしれません。臨床試験を行うには、研究段階の治療法であることを含め、メリット、デメリットを正しく隠さずに患者さんに伝えたうえで、患者さんが自由意思で同意（**インフォームド・コンセント**）をする必要があります。

**図表2－5**のとおり、先進医療や治験には、国による厳密な審査や法規制がなされます。データ管理の方法まで規定されているので、出てきた結果の信頼性が担保されています。

先進医療と治験は、臨床試験で有効と判定されれば標準治療として認められ、保険適用になります。

ただし、これらの治療法のすべてがうまくいくわけではなく、本当に効果がある治療法はごく一部になります。

効果がなければ患者さんにはデメリットしかないので、厳密な審査や法規制がされるのは当然のことです。

先進医療と治験は、標準治療のように効果や科学的根拠が約束されたものではなく、あくまでも研究段階の治療法だと理解しておくべきでしょう。

一方、代替療法は、先進医療や治験のように法規制がなく、多くは保険が利かないため全額自費になります。代替療法の中には、治療効果としての証拠に乏しい治療法が多く含まれるため、本来ならば臨床試験として提供されるべきものです。

しかし、法規制がないため、効果が期待できない代替医療も数多く提供されています。

## 未承認治療 1　先進医療――保険適用になるのはわずか6%

**先進医療とは、海外や国内の基礎研究、臨床研究で効果がある程度認められているものの、国が承認して保険適用にするほど信頼性の高いデータが得られていない治療法**のことで、国が定める条件を満たした特殊な臨床研究です。

厚生労働省は、「保険給付の対象とすべきものであるか否かについて、適正な医療の効率的な提供を図る観点から評価を行うことが必要な療養」と定義しています[*25]。臨床試験で効果が実証されれば標準治療とみなされ、保険適用になります。逆に、適正に評価した結果「効果なし」と判断されると先進医療の指定を取り消されます。この場合はもちろん保険適用にもなりません。

では、実際にどれだけの治療法が保険適用になっているのでしょうか。

毎年約100種類の先進医療が指定されていますが、そのうち**効果が証明されて保険適用になった治療法は、1999年から2016年までの間で109種類（6%）のみ**です（図表2－6）[*26]。

図表｜2-6

## 先進医療のうち、平均6%しか保険適用になっていない

――保険適用になった先進医療の割合

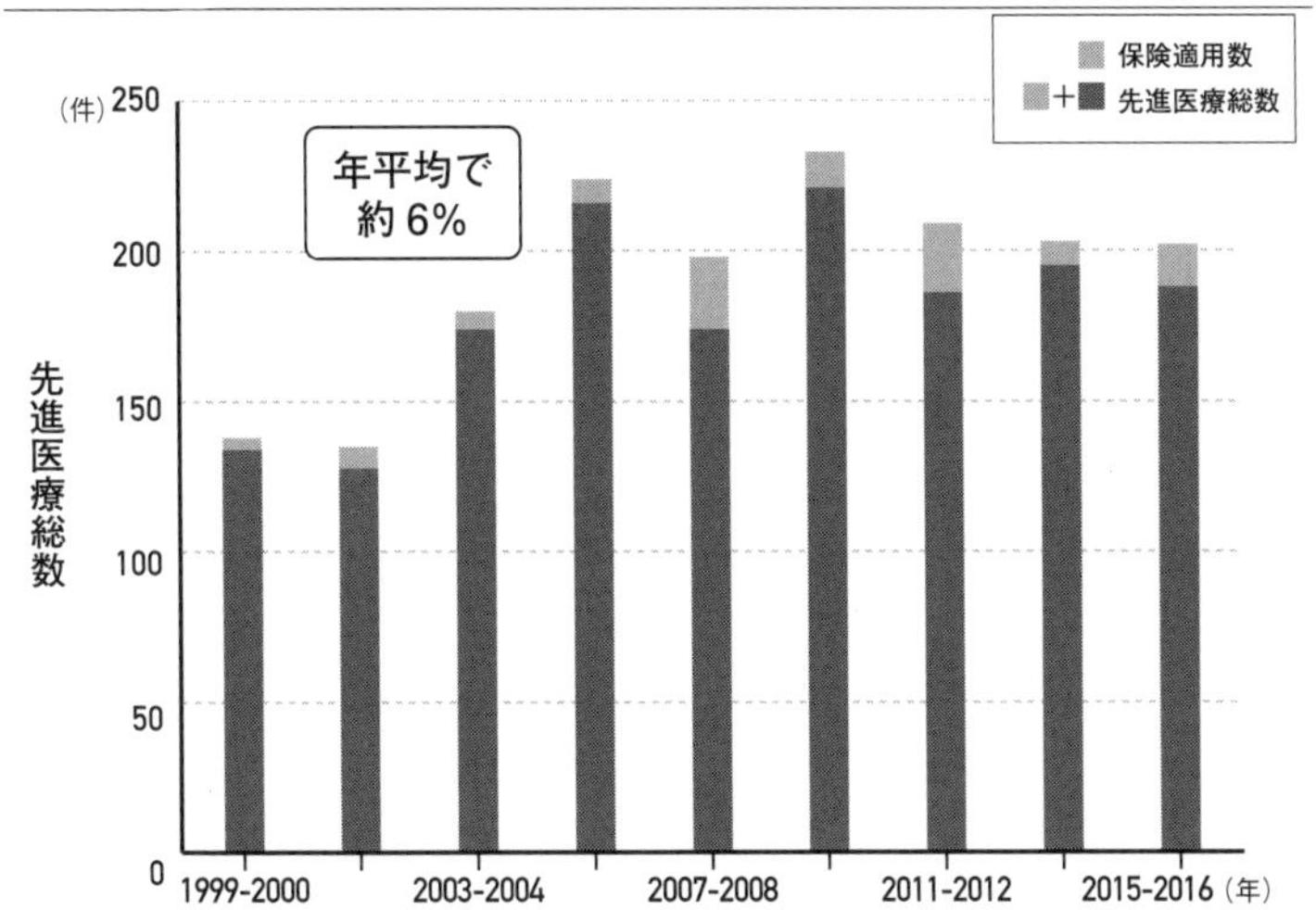


1999-2016年の先進医療総数は1722件。うち保険適用数は106件(6.1%)　＊26より筆者ら作成

たとえば、陽子線治療、重粒子線治療、乳がんのセンチネルリンパ節生検などがあります。

２０２０年３月現在、先進医療は87種類が指定されていて、そのうちがん関連のものは37個あります。

**先進医療に関わる費用は全額自費**になります。

ただし、初診・再診料や検査、注射、入院料などの一般診療となる部分は保険請求できます。民間のがん保険には先進医療の費用をカバーするものもあります。

先進医療を受けたい場合は、まずは患者さんご自身のがんが先進医療の対象であるかどうかを主治医に聞いてください。

また、先進医療は指定の医療機関で受ける必要があります。先進医療の内容や医療機関に関しては、厚生労働省のウェブサイト「当該技術を実施可能とする医療機関の要件一覧及び先進医療を実施している医療機関の一覧等について」を参照してください。[*27]

## 未承認治療 2　治験――原則無料で提供される

**治験とは、主に製薬企業が開発した新しい治療法が、本当に有効で安全かどうかを調べる臨床試験のこと**です。

これまでは製薬企業などでしか行われませんでしたが、2003年に薬事法が改正され、医師自らが治験を企画・立案することができるようになりました。

2017年度の治験総数は557件で、そのうちがんの治験は313件と報告されています。その中で、医師が主導する治験は59件でした。

第1章で解説したとおり、フェーズⅠからⅢまであります。

新薬が開発されてから、基礎研究と臨床試験を経て承認されるまでには約15年かかり、その成功確率は1万分の1程度（0・01％）と言われています。[*28]

たとえば、40頁のオプジーボは製品化までに22年間かかっています。本庶先生が開発のきっかけとなったPD-1という分子を発見したのが1992年であり、[*29] 世界で初めて承認されたのが2014年でした。

治験に参加する際には、どのフェーズ（段階）の臨床試験であるかを確認するとよいでしょう。

**一般的に、後期のフェーズほど有効な治療法が含まれる確率が高くなります**（23頁）。ただ注意しなければならないのは、フェーズⅢの場合、新しい治療法と従来の標準治療とにランダムに割り付けられるため、必ずしも新しい治療法を受けられるとは限らないことです。標準治療が存在しない治験では「プラセボ」という偽薬を受けることもあります。**治験にはいろいろな参加条件がある場合が多く、希望しても必ず参加できるとは限らないこと**にも留意してください。

治験への参加を表明すると、参加前の検査などが行われて、参加条件を満たすかが判断されます。そのうえで、治験に加われるかが決まります。

治験は、未承認治療の中では最も費用の負担がかかりません。

**治験薬は無償で提供されるうえに、診察料や検査費用、場合によっては入院費も無料**です。通院が必要な場合には、1回につき7000円の通院費が支払われます。また、新しい治療法で重い副作用が出た場合には補償制度などもあり、協力していただいた患者さんの安全性ができるだけ守られる仕組みになっています。

先進医療の多くは、大学病院などの専門病院が主導し、医療機器・手術機器や検査機器などが対象になるのに対し、治験の多くは、製薬企業が主導し、医薬品が多いという違いがあります。

治験を受けるには、国立がん研究センターがん情報サービスの「臨床試験の詳しい情報（リンク集）[*30]」や、日本医薬情報センター（JAPIC）の「医薬品情報データベース『臨床試験情報』[*31]」で探すとよいでしょう。

治験を受ける際は必ず主治医と相談してください。検討している治験に参加することが望ましいかどうかについて有用なアドバイスをもらえると思います。ほかに不明点があれば、がん診療連携拠点病院にあるがん相談支援センターでも相談できます。

## 未承認治療3　代替療法——効果が期待できないものが多い

代替療法とは、西洋医学だけでなく、健康食品、ヨガ、マッサージなどの民間療法や、音楽療法、芸術療法、温泉療法、漢方薬などを総称した治療法のことで、「補完代替療法」とも呼ばれます。

日本緩和医療学会による『がんの補完代替療法クリニカル・エビデンス２０１６年版』では、これらの療法に加えて、クリニックなどで行われているビタミンC療法や免疫細胞療法などの自由診療も代替療法に含めています。[*32]

代替療法も、きちんと臨床試験を行わなければ本当に効果があるかどうかわかりません。近年、アメリカでは代替療法についてもさかんに臨床研究が行われるようになっています。

たとえば、サメの軟骨についての臨床研究があります。サメはがんにならないことが古くから知られていて、サメ軟骨エキスの投与ががんの民間療法として行われてきました。日本でも、がん患者さんの間で流行したことがあります。

このサメ軟骨エキスががんに効果があるかどうか、アメリカで臨床研究が行われました。

379人の肺がんの患者さんを対象に、サメ軟骨エキスを飲ませるグループとプラセボ（偽薬）を飲ませるグループとに分けたランダム化比較試験が行われた結果、2グループの間に腫瘍縮小効果と生存率の差はありませんでした。[*33]

## 自由診療は、医師がやっているのに根拠が乏しい

代替療法のうち自由診療とは、一般的にクリニックなどの医療機関で自費で行われている治療法のことを指します。

インターネットや本などで「がんが消える」などと派手に宣伝している自由診療が多いですが、がんに有効であるという科学的根拠を証明したものはありません。

もしも科学的根拠があるならば、標準治療として保険適用になっているはずです。

自由診療は医師がやっているから安心だと信じたくなる方も多いかもしれませんが、残念ながらそうではないのです。

自由診療の例として、がんに対するビタミンC療法が挙げられます。

インターネットで検索すると300件以上の施設（主にクリニック）が見つかります。

がんに対するビタミンCの効果については古くから数多くの研究が行われており、細胞や動物実験ではある程度効果があることがわかっています。

実際のがん患者さんに、ビタミンCを投与するグループと、プラセボ（偽薬）を投与するグループにランダムに割り付けるランダム化比較試験も複数行われました。

**5つのランダム化比較試験、322人の患者さんの結果をまとめたメタアナリシスの結果、ビタミンC療法の有効性は証明されませんでした。**[*34]

日本緩和医療学会の『がんの補完代替療法クリニカル・エビデンス2016年版』でも、がんに対するビタミンC療法は推奨されていません。

ビタミンC療法は概して副作用が少ないのですが、**腎不全や溶血の副作用も報告されているため、**[*32]**注意が必要**です。

がんの患者さんにビタミンC療法を行うのであれば、本来は臨床研究（臨床試験）として行うべきです。医療費という対価を伴う診療として行われるべきではありません。

**アメリカの政府機関である米国食品医薬品局（FDA）は、がん患者さんに対し、ビタミンC療法を行っている施設は違法であると注意喚起をしています。**[*35]

日本では、未承認治療は臨床研究として行うべきとする臨床研究法が2017年4月14

日に公布されました。

本来であればがんの自由診療も規制対象になると思いますが、自由診療にもこの法律が適用されて臨床研究として行うべきかは曖昧になっています。[*36]

## 「免疫細胞療法」とオプジーボはまったくの別物

**自由診療の中でも特に注意が必要なのは、免疫細胞療法**です。がんの自由診療の中でビタミンC療法に次いで多く行われています。

免疫細胞療法とは、患者さんの免疫細胞であるリンパ球をいったん体の外に取り出した後、培養し、活性化させ、再び患者さんに戻し、がん細胞を攻撃してもらおうという治療法のことです。

古くから研究が行われていますが、効果が証明されて保険適用となったものはほとんどありません。

免疫療法といえば、本書で何度か出ているオプジーボが思い浮かぶかと思います。

**オプジーボを含む標準治療の免疫療法は、「免疫チェックポイント阻害剤」という分子標的薬のことを指します。細胞を使った治療法である免疫細胞療法とはまったく別物**ですので、注意が必要です。

日本臨床腫瘍学会が編集している『がん免疫療法ガイドライン 第2版』でも、推奨しているのはオプジーボを含む免疫チェックポイント阻害剤のみです。[*37]

免疫療法の中で最近期待されている治療法に**CAR－T療法**があります。

これは、免疫細胞療法を改良した治療法です。リンパ球のT細胞に、がん細胞を認識する特殊な遺伝子を導入して活性化させる新しい免疫細胞療法です。

CAR－T療法はアメリカで治験が行われ、有効性が証明されました。

2017年には、再発・難治B細胞性急性リンパ芽球性白血病（ALL）と再発・難治びまん性大細胞型B細胞リンパ腫に承認されています。

日本でも2019年3月に承認され、標準治療の1つになっています。

CAR－T療法は、有効性を示した唯一の免疫細胞療法と言えるのですが、問題は副作用です。「サイトカイン放出症候群」と呼ばれる重篤な副作用が、これまでこの治療法を受けてきた患者さんの22％に発症しました。[*38]

これは一種の免疫反応なのですが、重篤な神経障害や感染症、白血球減少を示します。

この副作用を示した患者さんのほとんどには集中治療室（ＩＣＵ）での管理が必要なほどでした。

## 「免疫療法＝副作用が少ない」は間違い

免疫療法と聞くと、副作用が少なく、効果が高いように誤解してしまうかもしれません。しかし、効果が証明された**免疫チェックポイント阻害剤やＣＡＲ－Ｔ療法は重篤な副作用が多く、治療管理が困難です**。日本臨床腫瘍学会でも、専門施設で投与するように注意喚起[*39]しています。決してクリニックレベルで行えるものではありません。

一方、**自由診療として行われている免疫細胞療法は、免疫チェックポイント阻害剤やＣＡＲ－Ｔ療法とは異なり、１～２世代前のまったく別のもの**です。

たとえば、樹状細胞療法やがんワクチンなどの免疫細胞療法が挙げられます。

これらの治療法は、ＣＡＲ－Ｔ療法に比べると副作用は少ないかもしれませんが、臨床試験では確かな効果が認められませんでした[*37]。その結果、承認されなかったのです。

かつて、がん免疫細胞療法の多くが先進医療に指定されていましたが、効果が認められず、ほとんどは先進医療を取り消されています。現在は一部しか残っていません。**先進医療でも治験でもない自由診療の免疫細胞療法は、２０２０年３月現在、３００件以上見つかります。**[*40] **これらには効果が期待できないためおすすめできません。**

自由診療として免疫細胞療法を行っているクリニックの中には、効果が期待できない治療法をあたかも効果があるように宣伝し、数百万円といった高額な治療費を請求しているところもあります。[*41]

くれぐれも、悪質なクリニックに引っかからないよう注意してください。

一般的に、民間療法は非医療者によって提供されるのに対して（医師によって提供される場合もあります）、自由診療は医師免許を持った医師によって提供されています。

そのため、患者さんは「医師ならば間違ったことはすすめないだろう」と容易に信じてしまう傾向があります。

しかし現実には、残念なことに、自由診療のことを「最先端の治療のため、まだ保険収載されていない」などと不適切に説明し、患者さんに売りこもうとする医師もいます。

この説明は自由診療ではなく、先進医療や治験の際になされるものです。

**自由診療には実効性のある法規制がほとんどなく、無法地帯となってしまっています。**

私たちは、国民の健康を守るという観点からも、科学的根拠のない自由診療をきちんと取り締まる規制が導入されることを希望します。

## 民間療法にも直接的な治療効果はない

代替療法のうち民間療法とは、健康食品、サプリメント、ヨガ、マッサージなど、医療機関以外で行われている治療法のことを指します。

民間療法の一部には、がん患者さんの生活の質を改善したり、副作用を改善したりする科学的根拠があります。中には、漢方薬や鍼灸など、一部保険適用になっているものもあります。

日本緩和医療学会による『がんの補完代替療法クリニカル・エビデンス2016年版』によれば、鍼治療や音楽療法などには鎮痛効果を示したり、患者さんの生活の質を改善したりといった支持・緩和的な効果を示すものもあります。

しかし、**がんを縮小させたり、延命効果を示したりするといったがんへの直接的な治療効果があると明確に証明された民間療法は1つもない**[*32]**のが現状です。**

図表｜1-2（再掲）

## 代替療法を受けたがん患者さんの生存率は低い

――標準治療を受けた患者と代替医療のみを受けた患者の生存率の比較

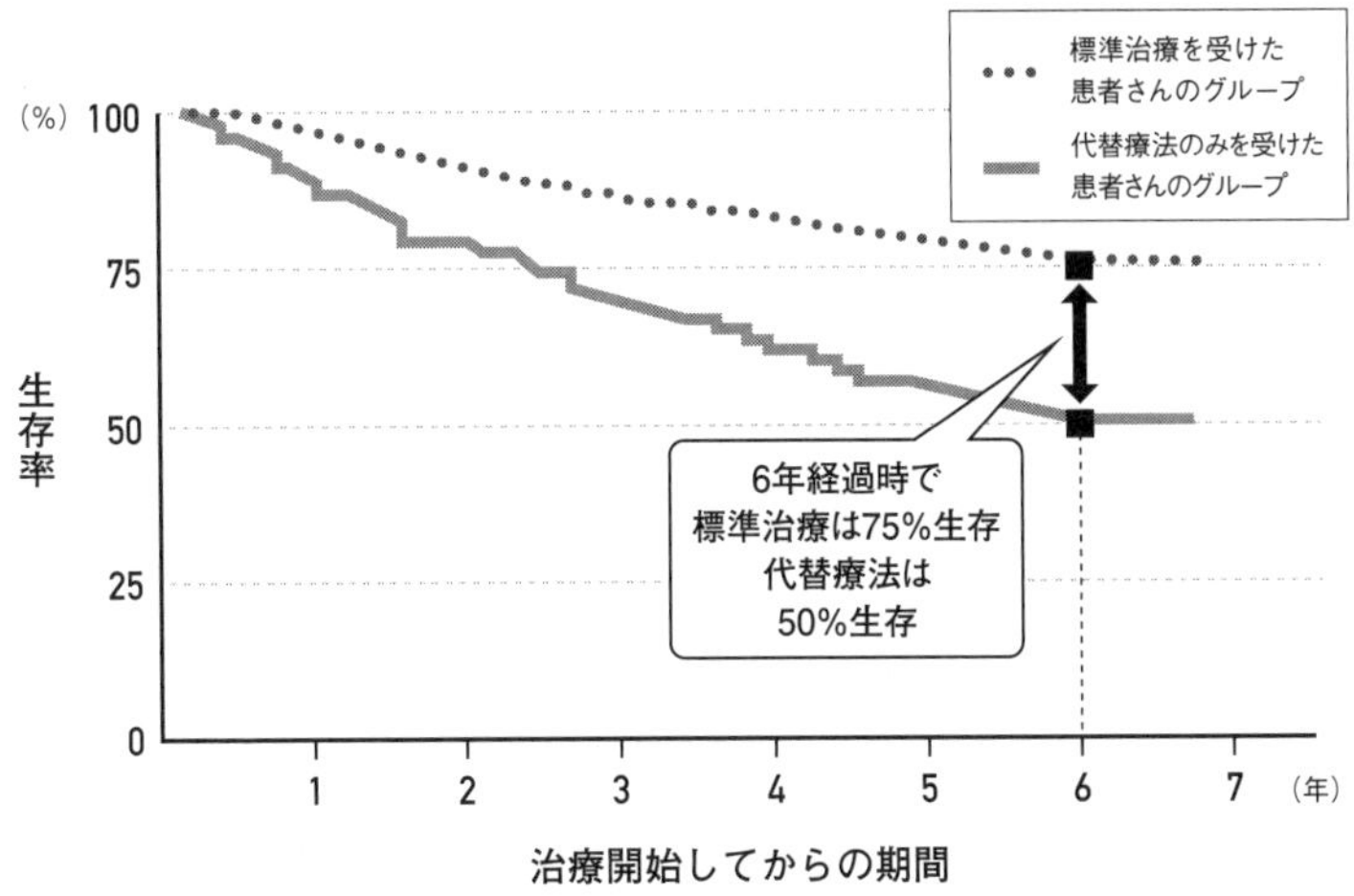

標準治療を受けた患者さんのグループ
代替療法のみを受けた患者さんのグループ
（%）
100
75
50
25
0
生存率
6年経過時で
標準治療は75%生存
代替療法は
50%生存
1
2
3
4
5
6
7
（年）
治療開始してからの期間


出典：＊1より筆者ら作成

# 治すのが難しいがんでも共存できるようになった

本書で何度もお伝えしたとおり、**標準治療こそ、世界中の医師がすすめる最高の治療法**です。ぜひとも、怪しい代替療法には飛びつかないでいただきたいと思います。

がんと診断されると、誰しもが冷静でいられなくなると思いますが、**あせらず、あわてず、冷静に、正しい情報を見分けてください。**

がんと診断されると、「治るのだろうか」「治すにはどうしたらよいのか」と治すことばかりに気を取られてしまうと思います。

しかし今では、治すことは難しいがんでも、共存できる時代になりました。がんとうまく付き合い、うまく共存を目指し、正しく向き合っていくことが大切です。標準治療である手術や抗がん剤治療などは、決して簡単な治療ではありません。怖くなってつい代替療法に手を出してしまう気持ちも理解できます。

標準治療を受けた患者さんのグループと、標準治療を受けずに代替療法のみを受けた患者さんのグループを比較した図表をもう一度掲載します（**図表1－2再掲**）。

## 医者が「もうできることはない」と言うなんて大問題

がん治療を受けていて、主治医から「標準治療は終了しました。これ以上治療はありません。ホスピスをすすめます」などと言われ、途方にくれたという話をよく耳にします。大学病院やがんセンターなどの専門病院でも、残念ながら実際にこのように伝える医師は少なくありません。

主治医からそう告げられ、平気でいられる患者さんがいるでしょうか。

この主治医は、真実を伝えることが重要だと思って言ったのかもしれません。しかし、患者さんの多くは、まだできることがあるのではないかと思い、医師の言うことに納得しないでしょう。

これでは、怪しげな代替療法に手を出すきっかけになってしまいます。

がん患者さんが最も傷つく医師の言葉の1つは「もうできることはない」です。[*42]

「効果の期待できる積極的治療をすることが難しい」と言いたいのでしょうが、言葉足らずであり、いたずらに患者さんを傷つけてしまいます。

積極的治療だけでなく、緩和ケアも標準治療の1つなのですから（75頁）、その意味で「もうできることはない」と言うことは問題です。

こうした医療現場でのコミュニケーション不足が患者さんをがん難民に導き、怪しげな代替療法や医療否定本に走らせる一因になっていると言っても過言ではありません。

緩和ケアの要素の1つには、「医師と患者のよい信頼関係を構築すること」が含まれます。[*43] 信頼関係がないのに、安心して医師に治療を任せる患者さんはいないでしょう。

仮に主治医から「もう治療法はない」と言われたとしても、あわてたり、あきらめたりすることはありません。緩和ケアは有効で、重要な標準治療の1つです。

がん専門病院には、必ず緩和ケアチームがあります。緩和ケアチームの医師や看護師などに相談するのもよいと思います。

場合によっては、院外の緩和ケア専門医を受診して、意見を聞いてもよいでしょう。

## 適切な緩和ケアで、結婚式を挙げた卵巣がんの患者さん

適切に緩和ケアを受けることは、生活の質を高めることにもつながります。

患者さんの中に、抗がん剤治療が効かなくなり、積極的治療が難しい20代の進行卵巣がんの方がいました。

患者さん本人やご家族は、積極的治療を中止することを当初は受け入れられませんでした。それでも積極的治療を続けるとかえって命を縮めるリスクになると丁寧に説明した結果、患者さんに抗がん剤中止を承諾していただきました。

本人が最も大切にしたいことは、婚約者の方と結婚式を挙げることだとおっしゃっていました。そこで、病院スタッフと一緒にサポートし、腸閉塞で入院中にもかかわらずどうにか外出し、無事結婚式を挙げたのです。

その頃から彼女はむしろ次第に元気になり、回復不能と考えられていた腸閉塞が自然に回復し、がん性の腹水も自然に減少してきました。

その後は一時的に退院も可能となり、婚約者の方と一緒に小旅行もできるようになりました。

最終的にその患者さんはホスピス病棟でお亡くなりになりましたが、抗がん剤を止めることで生活の質を高めることができ、彼女らしい人生を送ることができたのではないかと思います。

終末期にモルヒネなどの痛み止めを使うことだけが緩和ケアだと誤解されてしまうことがありますが、この患者さんのように、**ご自身の大切にしたいことをやり、生活の質を高めていくこと、それを医療従事者がサポートすることも緩和ケアに含まれます。**

抗がん剤治療や放射線治療などの積極的治療も万能ではありません。

積極的治療と同時に、早期に緩和ケアも併用して生活の質を高めていくことが、がんとうまく共存をしていくための大切なポイントなのです。

# 自由診療に使うお金で3回世界一周した患者さん

がんの自由診療の多くは、研究段階であることも説明されていません。中には、数百万円もの治療費を請求する自由診療クリニックがありますので、とてもおすすめできません。十分に注意が必要です。

自由診療は、効果を保証する科学的根拠もまずありません。患者さんの弱みにつけ込んだ悪徳ビジネスである危険性があります。

自由診療に200万円を使うかわりに、長年の夢だった世界一周旅行へ3回も行った50代の患者さんがいました。

その患者さんは、遠隔転移のある進行がんになっていましたが、診断された当初は、抗がん剤治療ではなく自由診療の免疫細胞療法を受けたいとおっしゃっていました。

よくお話を伺うと、抗がん剤治療が最善・最高の標準治療であることをご存じないようでした。

丁寧に説明して理解していただき、標準治療の抗がん剤治療を受けていただきました。

その結果、通院で抗がん剤治療を受けながら、ご自身の夢であった世界一周旅行もできたのです。

このように、特に「進行がん」だと診断された患者さんの多くは、何か少しでもよい治療法はないかと必死になり、ご自身の大切な生活の質をも犠牲にして、怪しい自由診療を受けてしまうことがあります。

繰り返しになりますが、そういう方はぜひ緩和ケアを受けてみてください。

がんになっていない方がこれから仮にがんと診断されても、あわてることなく、正しい情報を知っていただいたうえで、標準治療を受けることをおすすめします。

進行がんと診断されても決してあきらめることなく、標準治療の1つである緩和ケアを受けながら、ご自身の生活の質を高めて、よい時間を過ごしてほしいと思います。

# 第3章

# 食事やサプリでがんは治るのか

## がんと食事について、研究でわかっていること

がんと診断された後でも、「食事を変えればがんが治るのではないか」と考える患者さんは少なくありません。

書店に行くと「○○を食べたらがんが消えた！」といった派手なキャッチコピーの本が数多く売られていたり、テレビをつければ「○○ががんに効く」などのうたい文句をしばしば目にしたりすることからも、それはうかがえます。

実際に、がん治療中の患者さんの多くが、何らかの食事療法を試していると報告[*1]されています。

がんと診断されることは大変ショックなことですから、こういったものを何でも試してみようという気持ちになるのは十分理解できることです。

では、実際のところ、食事の効果はどうなのでしょうか。食事には、がんを治したり、がんの進行をゆっくりにしたりする効果があるのでしょうか。

実際に、**食生活によって、がんになるリスクは上がったり下がったりすることが研究か**

**らわかっています。**

ただし、現在健康な人が食生活を変えてがんになるリスクを下げることと、いったんがんになってしまった人が食生活を変えてがんを治すことは別問題ですので、しっかり区別して考える必要があります。

結論から先にお話しすると、現在健康な人が、食生活を変えることでがんになるリスクを下げることはできるものの、**一度がんになってしまった人が食生活を変えても、がんを治すことはできない**と考えられています。

## 糖質制限でがんは治るのか

イギリスにキャンサー・リサーチUKという、がんの研究と啓蒙を目的とした世界最大級の団体があります[*2]。

この団体が提供している情報を参考にして、食事ががんにどのような影響を与えるのか見ていきましょう。

読者の皆さんの中には、「がんは糖質を栄養素にするため、糖質を減らすことでがんの進行をゆっくりにできる（もしくはがんを縮小させることができる）」と耳にしたことがある方もいるでしょう。

しかし、残念ながら、いわゆる**糖質制限ダイエットが、がんの進行をゆっくりにしたり、がんを縮小させたりする科学的根拠はありません。**


よく知られた糖質制限ダイエットとして、ケトジェニック・ダイエットと呼ばれるものがあります。

これは、一般的に糖質摂取量を制限し、たんぱく質摂取量はあまり増やさず、そのかわりに脂質を多く摂取する食事法のことです。

基準は定まっていませんが、たとえば糖質摂取量を1日に25～50g以下にし、脂質が総摂取カロリーの70％以上を占めるようにします。

1920年代から行われ、てんかんの治療法としては有効性が明らかになっています。[*3]

1960年代からは肥満に対する治療法として使われるようになり、最近では糖尿病、にきび、神経疾患、そしてがんに対する治療法として研究されています。

ケトジェニック・ダイエットのような極端な糖質制限をすると、人間は飢餓のような状態になります。

脳は通常、糖質しか栄養素として使えませんので、3～4日間このような食事を続けると、糖質のかわりになる何らかの栄養源を探さざるをえなくなります。するとと、肝臓でケトン体という物質が多く産生され、糖質のかわりとして使われるようになります。

そのため「ケトジェニック」・ダイエットと呼ばれます。

## 糖質制限にがん治療のメリットはない

このケトジェニック・ダイエットががんとどう関係してくるのでしょうか。

多くのがん細胞は、表面に「インスリン受容体」および「IGF－1受容体」を過剰に発現していると言われています。

これらの受容体に、血液中に流れてきたインスリンやIGF－1という物質がくっつくと、増殖シグナルのスイッチがオンになり、がん細胞の増殖が促進される可能性が示唆されています。

食事で糖質を多く摂取する人ほど、インスリン量が多くなります。血液中の糖の量が増えると、結果としてインスリンが分泌されるからです。

そのため、食事中に糖質を過剰に摂取すると高インスリン血症（血液中のインスリン量が多い状態）が起こり、がんの進行を速めるのではないかと考えられていました。

この理論は1920年代から報告されており、[4] 1980年代に入ると、マウスの実験でケトジェニック・ダイエットががんの大きさを縮小させた実験結果が報告[5]されます。

ここまでの説明を聞くと、糖質制限はがんに効くのではと思うかもしれません。

しかし、人間を対象とした質の高い研究はいまだ行われておらず、人間のがんの進行をゆっくりにするという科学的根拠はないままです。

数人の患者さんを対象としたごく小規模な研究[6-7]（手術や抗がん剤などの通常の治療法にケトジェニック・ダイエットを組み合わせたもの）はあるものの、研究の質が低いため、はっきりとしたことが言えないのが現状です。

「まだわからないなら、がん患者が糖質制限をしてもよいのではないか」と思われるかもしれません。

しかし、**ケトジェニック・ダイエットはがんに対してメリットがないだけではなく、デメリットがあることがわかっています。**

ケトジェニック・ダイエットを始めると、**ケト・インフルエンザという疲労感、脱力感、**

## 消化管症状がしばしば認められます。

それ以外にも、心臓の不整脈、腎結石症、便秘・下痢、口臭、筋けいれん、頭痛、膵炎、ビタミンやミネラルの欠乏症（セレン欠乏症など）などの副作用も報告[8]されています。

先ほどのキャンサー・リサーチUKも、次のように警鐘を鳴らしています。

「がん細胞が糖質のみによって養われているというもっともらしいロジックで、あたかも糖質ががんの進行を助長しているような宣伝文句を目にすることがあるが、糖質を養分にするのは正常細胞も同じであり、糖質を制限することでがんの進行が緩やかになるというデータは存在しない」[2]

## 「コーヒー浣腸」には死亡例も

ほかにも、がん患者さんにしばしばすすめられる食事法があります。

たとえば「ゲルソン療法」という民間療法です。ドイツ出身のゲルソンという医師が提唱したもので、コーヒーで浣腸をして「デトックス」し、加えて大量の生の果物や野菜をとり、野菜ジュースなどを飲むことが推奨されます。

**ゲルソン療法には、がんの進行をゆっくりにしたり、がんを縮小させたりするという研究結果がないだけでなく、健康を害すると**報告されています。[*9-10]

コーヒー浣腸は死亡例が報告されているほど危険な行為ですので、まったくおすすめできません。

日本でも、科学的根拠がないのに「肌改善」をうたい、コーヒー浣腸を販売していた業者が旧薬事法違反で逮捕[*11]されています。

マクロビオティック（マクロビ）もしばしば耳にします。これは、玄米、全粒粉を主食として、豆類、野菜、海藻類などから組み立てられた食事法です。

**マクロビは一般的には健康によい食事であると考えられているものの、がんに有効だという科学的根拠はありません。**

マクロビががんに有効だという研究は、質が低いことが明らかになっています。[*12]

米国がん協会も、イギリスのキャンサー・リサーチＵＫも、がん患者さんにマクロビを推奨していません。[*12]

## 22の食事法を徹底的に調査した結果は……

がんと食事法の関係について、網羅的に調べた研究があります。

2010年、イギリスの研究者たちが、グーグルなどの検索エンジンや医学雑誌を調査し、「がんに効く」とうたわれている食事法を調べました。[*13]

その結果、何の根拠もないでたらめのものを除き、22種類の食事法が見つかりました（**図表3－1**）。[*14－20]

図表3－1からわかるように、**今のところがんを「治す」可能性がある食事法は存在しません。**しいて言うなら、**野菜・ハーブミックスが肺がんに対して、オーニッシュ・ダイエットが早期の前立腺がんに対して、進行をゆっくりにさせる可能性があると示唆されているくらいです。**

ただ、前立腺がんに関しては最近、残念な研究結果が発表されました。

2020年1月に、**前立腺がんになった患者さんが野菜の摂取量を増やしても、がんの進行のスピードは変わらない**という研究結果が報告されたのです[*21]（**図表3－2**）。

## がんを「治す」食事法はない

### ――「がんに効く」と言われている22の食事法一覧

| 食事法 | 内容 | 研究からわかっていること |
|---|---|---|
| **選択された野菜・ハーブミックス** | 免疫活性効果があると考えられている食材を茹でた後にフリーズドライしたもの。大豆、マッシュルーム、緑豆、ナツメ、ネギ、にんにく、平豆、セイヨウネギ(リーク)、サンザシ、たまねぎ、朝鮮人参、アンジェリカ、タンポポ、セネガ根、甘草、しょうが、オリーブ、ゴマ、パセリが含まれる。 | **ステージⅢ/Ⅳの非小細胞性肺がんにおいて生存期間を延ばした**という報告があり(*14−15)、今後の研究結果次第では有効であるという結論になる可能性がある。しかし確定的なことを言うには**まだエビデンスが不足**している。 |
| **オーニッシュ・ダイエット** | 主にビーガン(卵や乳製品も口にしない厳格な菜食主義[ベジタリアン]のこと)。ビタミンEとC、大豆、セレンを摂取する。 | **早期の前立腺がんに関しては進行をゆっくりにした**という報告がある(*16)。しかし**確定的なことを言うにはまだエビデンスが不足**している。 |
| **ゲルソン療法** | 主にベジタリアン。砂糖、スパイス、アルコールは摂取しない。搾りたての果物・野菜ジュースを飲む。コーヒー浣腸。 | 皮膚がん(メラノーマ)患者で生存率を高めたという報告がある(*17)ものの、研究手法に問題があったことが指摘されている(*18)ため、その**結果は信頼できない**とされている。<br>ゲルソン療法をもとにした**ゴンザレス療法**(膵酵素の摂取を加えたもの)**に関して、効果がない**(抗がん剤に劣る)**という科学的根拠がある**(下記参照)。 |
| **ゴンザレス療法(ケリー・ゴンザレス・ダイエット)** | 3種類の体質に合わせて、果物、野菜、シリアルに、消化を助けるもの(ペプシン、膵酵素、コーヒー浣腸)を組み合わせる。 | 初期の研究は、36人の被験者のうち11人しか追跡することができず(*19)、研究手法の不備が指摘されている。<br>膵がん患者において、通常の抗がん剤とゴンザレス療法を比較した研究の結果、**抗がん剤治療群の方が予後良好**であった(生存期間の中央値:14カ月 vs 4.3カ月)(*20)。 |

| 食事法 | 内容 | 研究からわかっていること |
| --- | --- | --- |
| **マクロビオティック** | 50〜60%はオーガニックシリアル、20〜25%はオーガニックの野菜・果物、5〜10%はみそ汁。陰陽論を交えた食事法。 | × |
| **アネミュラー・リーズ・ダイエット** | ベジタリアンに近い食事で、精製された砂糖は摂取してはいけない。自然の食材をとることが推奨される。 | × |
| **ブラント・ブドウ・ダイエット** | まずはブドウと水のみを摂取し、その後はベジタリアンに近い食事にする。「ブドウ療法」とも呼ばれる。 | × |
| **ブルエス・ダイエット** | 42日間、生の果物、野菜ジュース、ハーブティーのみを摂取する。 | × |
| **バドウィック・ダイエット** | 搾りたての果物ジュース、リノール酸を豊富に含む油、「身体によい」たんぱく質（カッテージチーズにアマニ油を加えたものなど）を摂取する。砂糖や動物性の脂は摂取しない。 | × |
| **バーガー・ダイエット** | 生の食材のみ（生肉と生卵を含む）を摂取する。 | × |
| **ドリス抗がんダイエット** | 生の（主に外国産の変わった種類の）果物、野菜、ヨーグルト、バターミルク、そして限られた種類の油を摂取する。 | × |
| **グリューニンガー・ダイエット** | 断食をした後に、ハーブを摂取する。 | × |

| 食事法 | 内容 | 研究からわかっていること |
| --- | --- | --- |
| クレブス・ダイエット | ビーガンを中心にした食事法で、精製された砂糖は避ける。ビタミン、膵酵素、レートリル（アミグダリン）を摂取する。 | × |
| カール・ダイエット | ラクト・オボ・ベジタリアン（肉は食べないが、卵や乳製品などの動物性食品は許容している食事法のこと）と発酵食品を食べる。低分子の砂糖は避ける。 | × |
| ルポルド・ダイエット | 脂質が多く、糖質の少ない食事にして、インスリンおよびグルコースを注射する。 | × |
| モエルマン（モアマン）・ダイエット | 乳製品および野菜を中心とした食事に、8種類の必須栄養素（ビタミンA、D、B、E、クエン酸、ヨウ素、鉄分、硫黄）を加えたものを摂取する。 | × |
| オストルンド・ダイエット | ビーガンの一種。 | × |
| リケウェッグ・ダイエット | 豚に含まれるたんぱく質の一種であるストキシンを避けて、ホメオパシー療法（病気を起こしうる薬を薄めて投与することで、その病気を治すことができると考える民間療法のこと）を組み合わせたもの。 | × |
| シュミット・ダイエット | ラクト・オボ・ベジタリアン（1/3は生のまま摂取する）とビートの根のジュースを摂取する。アルコールや精製された砂糖は避ける。 | × |
| シーガー・ダイエット | たんぱく質は乳製品から、炭水化物は野菜と果物から摂取する。ビートの根のジュースを飲む。精製された砂糖や脂肪は避ける。 | × |

| 食事法 | 内容 | 研究からわかっていること |
|---|---|---|
| **小麦若葉（カモジグサ）療法** | 3日間にわたって浣腸によるクレンジングを行った後に、小麦若葉のジュース、生の果物・野菜、ナッツ、植物の種を摂取する。 | × |
| **ツァベル・ダイエット** | 1日60gの脂質、果糖（砂糖よりも果糖が好ましい）、酵素、マグネシウムのサプリを摂取する。 | × |

×は、質の高い研究が行われておらず、エビデンスがないことを意味する。
出典：＊13、＊18を参考にし、エビデンスに関してはアメリカの国立機関のレポートをもとに筆者らが一部補足した。

この研究は全米91の施設で行われた大規模なランダム化比較試験で、50〜80歳の前立腺がんの患者さん478人が2つのグループにランダムに割り付けられました。

1つめのグループの患者さんには、約2年にわたって20回以上の電話によるカウンセリングが提供され、野菜の摂取量を増やすようすすめられました。2つめのグループの患者さんには、食事と前立腺がんに関する一般的な情報が提供されました。

2年間追跡したところ、カウンセリングを受けたグループでは、実際に1日あたりの野菜の摂取量が約130g増えていることが確認されました。

しかしながら、がんの進行度は2つのグループの間で差を認められなかったのです。[注1]

このように、がんと食事の関係についての研究が行われていないからわからないのではなく、多くの研究が行われたうえで、その多くは有効ではないと結論づけられたのです。

ちまたにあふれる本がうたっているような「がんが消える食事」は存在しないので、こういった情報に過剰に期待するのではなく、きちんとした標準治療を受けることをおすすめします。

## 治療後のがん患者さんがとるべき理想の食事とは

では、手術や抗がん剤治療がひととおり終わった治療後の患者さんにとっては、どのような食事がよいのでしょうか。

これについて多くの科学的根拠があるわけではありませんが、いくつかわかっていることを紹介します。

合計21万人のがん治療後の患者さん（がんサバイバー）を含めた、117個の観察研究

図表｜3-2

## 野菜の摂取量が増えても<br>前立腺がんの進行スピードは変わらない

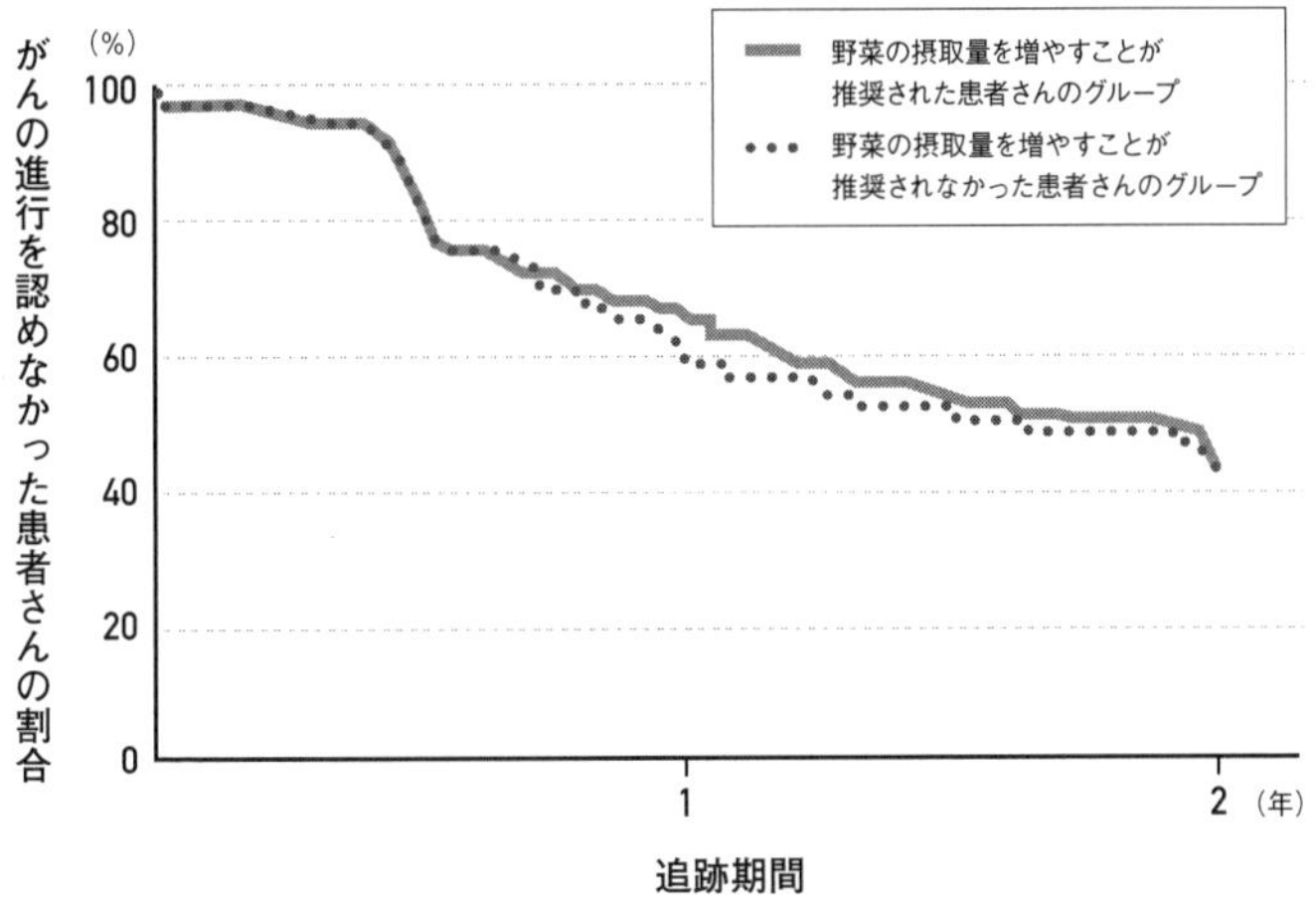


p=0.76
出典：＊21より筆者ら作成

を統合したメタアナリシス[*22]が２０１６年に発表されました。

その研究によると、**野菜の摂取量が多かったグループは、少なかったグループと比較して、死亡率（全死亡率）が14%低かった**ことがわかりました（図表３－２）。

また、**魚の摂取量が多い人は、少ない人と比べて死亡率が15%低い**こともわかっています。

一方で、**アルコール摂取量が多い人は、少ない人と比べて死亡率が8%高い**という結果になりました。

この研究では「健康的な食事」のことも評価しています。

**健康的な食事とは、果物、野菜、全粒**

**穀物のような精製されていない炭水化物、豆類、ナッツを多く摂取し、赤い肉や加工肉を控えめにした食事のこと**です。

評価の結果、**健康的な食事をしている人は、そうでない人と比べ、死亡率が21％低い**ことが明らかになりました。

一方で、**赤い肉や加工肉、小麦粉などの精製された炭水化物、脂肪分を多く含む西洋風の食事をしている人は、そうでない人と比べ、死亡率が46％高かった**と報告されています。

これらはがんの治療が終わった患者さんの話であり、治療中の患者さんの話ではありません。

さらにいうと、あらゆる原因による死亡（全死亡）を見ているのであり、がんによる死亡やがんの再発を評価しているわけではありません。

一般的に、健康的な食事をしていれば、心筋梗塞や脳梗塞、がんなどの病気になりにくくなるのと同じで、がんの治療が終わった患者さんでも、健康的な食事をしていれば、（がん以外の理由で）長生きできるというくらいの感覚でいればよいと思います。

ちなみにこの研究では、がんの再発と食事の関係についても評価していますが、がんの再発との間に関係が認められたのはアルコールだけでした。

**アルコール摂取量が多いグループの人は、少ないグループの人と比べて再発率が17%高いという結果が得られています。**

一方で、前述の野菜や果物、健康的もしくは西洋風の食生活とがんの再発との間には、関係は認められませんでした。

1つ注意が必要なのは、ここで悪い結果が出たものとして紹介した食品は、少しでも食べたらがんが進行してしまうといった深刻なものではないということです。

食事は病気にならないためだけに行う「ガソリン」のようなものではなく、人生の楽しみであると感じている方も多いと思います。

健康的な食事をして健康になったとしても、それによって人生が味気ないものになってしまったら本末転倒です。

アルコールに関しても、まったく摂取してはいけないわけではありません。可能な範囲で量を減らせばよいくらいの感覚でいるのがよいと思います。

## コーヒー、食物繊維、ナッツを多くとっている大腸がん患者さんは生存率が高い

がんの種類ごとにわかっていることもいくつかあります。

2437人のステージⅠ～Ⅲa[注2]の乳がんの患者さんに対して、低脂肪食の効果を調べるために、ランダム化比較試験を行った研究があります。

乳がんの患者さんを、低脂肪食を摂取するグループと通常の食事をするグループにランダムに割り付けて、がんの経過を比べています。

ランダムに割り付けているため、食事以外のほかの要因（年齢、身長、体重など）が影響しないように調整されていて、食事の効果のみが表れるようになっています。

なお、低脂肪食のグループと通常の食事のグループのどちらも、手術、放射線治療、抗がん剤治療といった標準治療を受けていることに注意してください。

2つのグループを5～6年間追跡したところ、低脂肪食を食べたグループのほうが、通常の食事をしたグループと比べて、無病生存期間（がんが再発しない状態での生存期間）が長いという結果[*23]が得られました。

しかし、もっと長い期間追跡すると、2グループの間に差は認められなくなってしまったのです。

さらに詳しく解析をしてみると、「ホルモン受容体」という数値が陰性の患者さんに限り、低脂肪食のメリットがあることがわかりました[*24]。

1537人のステージⅠ～Ⅲaの乳がんの患者さんを対象にした別のランダム化比較試験もあります。

患者さんを低脂肪で野菜・果物を多く含む食事をするグループと、通常の食事をするグループの2つにランダムに割り付け、5～6年間追跡したところ、2グループ間で再発率に差を認めることができませんでした。

この2つのランダム化比較試験からわかるように、**通常の治療法に加え、食事を変えることで乳がんが再発するリスクを下げるという科学的根拠は今のところありません。**

ランダム化比較試験と比べると科学的根拠の信頼性が若干低くなりますが、研究者が積極的な介入を行うことなく、対象者の日常的な行動を調査した研究（**観察研究**）をまとめると、**通常の治療法に加えて、コーヒー**[25-26]**、食物繊維**[27]**、ナッツ**[28]**の摂取量が多い大腸がんの患者さんほど、生存率が高かった**と報告されています。

以上が食事とがんに関する科学的根拠になります。

ご覧のとおり、まだわかっていないことも多いのです。

一般的に、がん患者さんは食が細くなる傾向がありますので、あまり健康への影響を気にしすぎないで、まずはしっかりと食べれるものを食べることを目指すようにしてください。

必要に応じて、病院にいる栄養士などにもアドバイスを受けるとよいでしょう。

もし、食欲があって食事のバランスを考える余裕もある方は、野菜や魚を中心とした健康的な食事を摂取することをおすすめします。

## 「がんに効果あり」と言われている4つのサプリを検証する

食事だけでなく、サプリががんに与える影響を調べた研究もあります。

### ●サプリ1 ブロメライン——がんの治療効果は認められていない

**ブロメライン**とは、生のパイナップルに含まれるたんぱく質分解酵素のことであり、サプリとして販売されています。

肉を軟らかくするためによく酢豚でパイナップルを合わせますが、これはブロメラインの効果だと考えられています。

乳がんおよび大腸がんの患者さんを対象とした研究では、ブロメラインを含めた酵素を摂取することで、吐き気や食欲低下を和らげる可能性があることが示唆されています。[*29]
また、免疫力を高めることで、がん患者さんの細菌やウイルスへの感染を予防する可能性もあります。[*30-31]

ここで注意が必要なのは、「免疫力を高める」という言葉の意味です。

あくまで細菌やウイルスに抵抗する力を高めることを意味するのであって、がんと戦う力を上げてがんを縮小させることを意味するわけではありません。

**現時点では、ブロメラインにはがんの進行を遅くしたり、がんを縮小したりする効果は認められていません。**

### ●サプリ2　エイジアック――科学的根拠なし

エイジアックとは、カナダの先住民オブジウェー族に伝わる薬草であり、ハーブティーやサプリとして販売されています。

レネ・カッセというカナダの看護師が論文として報告し、自分の名前（Ｃａｉｓｓｅ）を逆さ読み（Ｅｓｓｉａｃ）にして名づけました。

ゴボウの根、ヒメスイバ、アカニレの樹皮、インドルバーブなどを混ぜたものですが、エイジアックががんの進行を緩やかにしたり、症状緩和に有効であったりするという科学的根拠はありません。

**●サプリ3　レートリル——青酸中毒を起こす危険性あり**

**レートリル**とは、ビターアーモンドの仁（種の内側に含まれる部分）に含まれる成分で、アミグダリンやビタミンB17とも呼ばれるものです。

ビワ、アンズ、梅、桃、スモモなどの未熟果実の仁にも含まれるため、これらの種が「がんに効く」という話を聞いたことがある方もいるかもしれません。

以前まではがんに効く可能性があると期待されていましたが、1980年代に米国国立がん研究所が臨床研究でレートリルの効果を検証したところ、**がんの治療、改善、および安定化、関連症状の改善や延命に対して効果はなく、むしろ青酸中毒を起こす危険性がある**と結論づけています。[*32]

**●サプリ4　サメや牛の軟骨——科学的根拠なし**

**サメや牛の軟骨**を対象とした研究[*33]は複数行われているものの（93頁）、がんやその症状緩和に有効であったという科学的根拠はありません。

図表｜3-3

**ビタミンB12サプリを摂取すると
乳がんの抗がん剤の効果を弱めてしまう可能性がある**

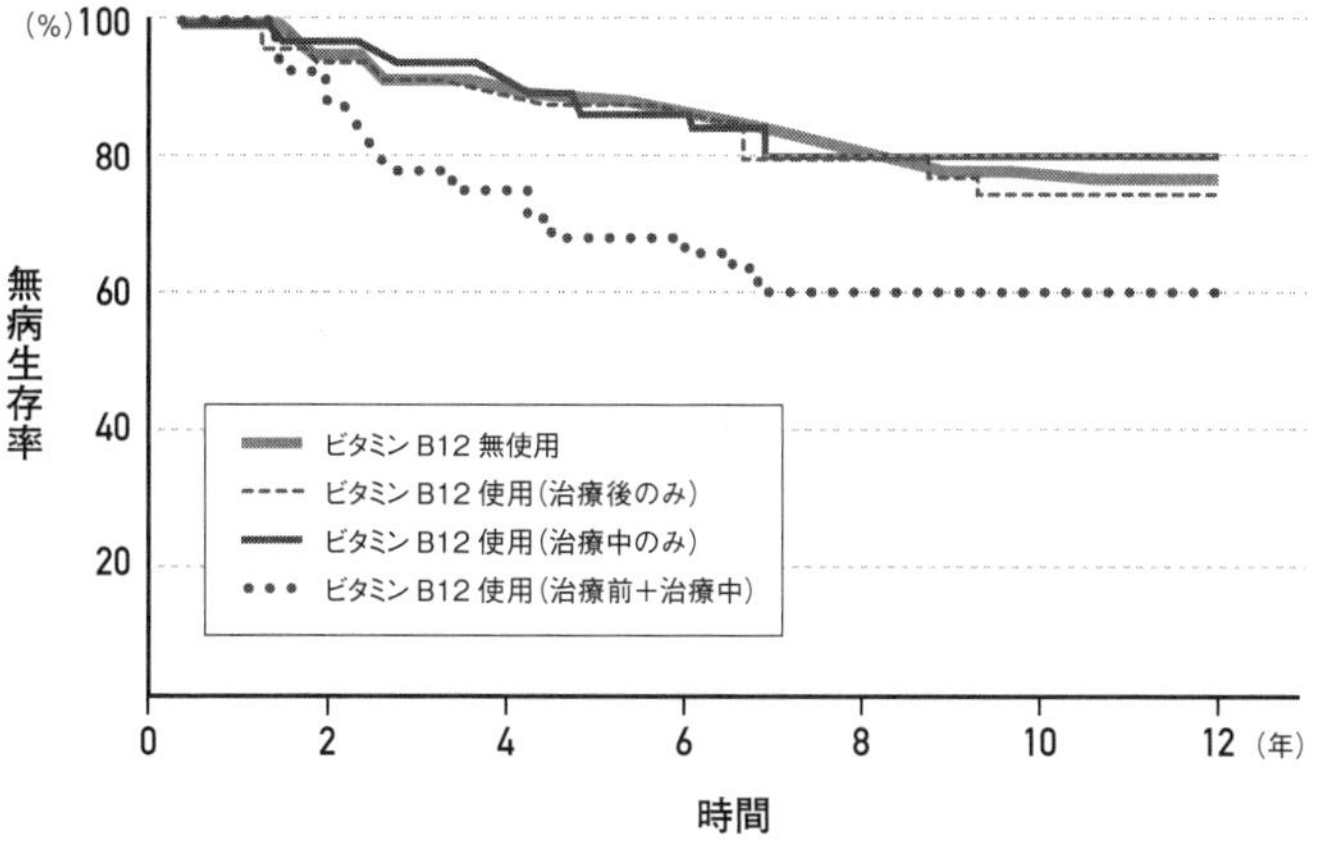
(%)
100
80
60
40
20
無病生存率
ビタミンB12 無使用
ビタミンB12 使用(治療後のみ)
ビタミンB12 使用(治療中のみ)
ビタミンB12 使用(治療前＋治療中)
0
2
4
6
8
10
12
(年)
時間

p=0.196
＊34より筆者ら作成

## サプリは抗がん剤の効果を弱める可能性がある

サプリはがんの進行をゆっくりにしたり、死亡率を下げたりするどころか、場合によっては抗がん剤の効果を弱めてしまう可能性が最新の研究結果から示唆されています。[*34]

抗がん剤はがん細胞を攻撃することでがんと戦います。その抗がん剤治療中に抗酸化作用があるサプリを飲んでいると、抗がん剤の効果が弱まってしまう可能性があると考えられていました。

そんななか、2019年に行われた研究で、**乳がんで抗がん剤治療中の患者さんのうち、サプリを飲んでいた患者さん**

**ほど、予後が悪いと報告されたのです。**

たとえば、ビタミンB12のサプリを治療前から治療が終わるまで服用していた患者さんのほうが、服用していなかった患者さんよりも死亡率が高いという結果でした（**図表3－3**）。

また、鉄剤を服用していた患者さんのほうが、服用していなかった患者さんよりもがんの再発率が高かったとも報告されています。

まだこの1つの研究結果が出ただけですので確定的なことは何も言えないのですが、抗がん剤治療中の患者さんはサプリを飲んでもよいか（すでに飲んでいる方は飲み続けてもよいか）、気になる方は主治医に相談してみてください。

## 食事やサプリは治療の主役ではなく脇役と考える

このように、現時点ではがんを治す、もしくは進行をゆっくりにすることができると証明された食事法やサプリは存在しません。

いずれにしても、どんなに食事に気をつけても、食事ではがんを治すことはできず、医学的治療のかわりにはなりません。

やはり、がんを治療するには手術、放射線治療、抗がん剤治療の3つ（と早期の緩和ケア）が最も有効です。

これらをサポートする形でなら、食生活を変えるのはよいと思います。吐き気や食欲不振などの症状のコントロールに有効である可能性があるためです。

ただし、通常の標準治療はぜひ続けてください。

私たちは、がん患者さんにとって食事が重要ではない、と言っているわけではありません。がんを治療するにあたり、体力や気力を維持するためにも、食事は重要です。

実際に、世界で行われている食事法の研究の多くは、手術や抗がん剤などの通常の治療法と食事を組み合わせることで、治療効果を改善したり、副作用を減らしたりすることが証明できるのではないかと期待されて行われています。

しかし、食事はあくまで医学的治療をサポートする役であり、その代わりになるほど強力なもの（がんを縮小させる効果があるもの）ではないことに注意が必要です。

第4章

# どうして
# がんができるのか

## タバコを吸わなくとも、親ががんでなくとも、がんになる人がいる

「タバコを吸ったりお酒を飲みすぎたりするとがんになる」という話を聞いたことがある方は多いのではないでしょうか。

また、「親族ががんで亡くなっているから、自分もいつかはがんになる」と思っている方もいるかもしれません。

がんと診断された患者さんの中には「なぜ私ががんになるのか、何か体に悪いことをしたに違いない」と自責の念にかられる方も多いと思います。

しかし、**タバコも吸わず、お酒も飲まない、がんで亡くなった親族もいない、でもがんになってしまったという患者さんは、実はたくさんいます。**

**どうしてがんができるのかを知っておけば、たとえがんになってしまったとしても、不必要に自責の念にかられることを防ぐことができます。**

この章では、がん細胞およびがんができる理由について、現時点でどのようなことが研

究でわかっているのかを説明します。

## がんの原因は「プログラムエラー」の蓄積

人の体は、細胞というとても小さなものが37兆個も組み合わさってできています。この細胞は、人の一生と同じように、一定の周期で生まれ、そして死んでいきます(**図表4－1**)。人は赤ちゃんとして生まれて、日々成長していき、子どもから大人になります。月日の移り変わりとともに徐々に老化していき、やがて亡くなります。

細胞も同様に、若い未熟な細胞(**幹細胞**)が最初に生まれ、成熟(**分化**)し、大人の細胞になります。そして細胞も月日がたつと老化していき、徐々に機能が低下していって、最後は死んでいきます(**細胞死**)。

正常な細胞はとても厳密にコントロールされていて、正確な秩序の中で増えたり減ったりします。周囲に迷惑をかけることはありません。

一方、**細胞の発達・老化に異常が起きてできるのががん細胞**です。

赤ちゃんが生まれ、子どもから成長して大人になる過程のどこかで異常が起こった結果、グレて不良となり、ギャングになるようなものです。これを「**がん化**」と呼びます。がん細胞とは、ほかの誰でもない、あなた自身の正常細胞がグレたなれの果てなのです。

がん化した細胞は、秩序をどんどん乱していき、周囲に迷惑をかけ始めます。異常な速さで仲間を増やし、自分がいるところの臓器の内部を圧迫して機能不全にさせます。また、ほかの臓器のところにも移動（**転移**）して仲間を増やし、そちらでも暴れて、臓器が正常に機能するのを妨げます。その結果、最終的に人を死に至らしめます。

そもそもなぜ、正常細胞はがん化してしまうのでしょうか。その最大の理由は、**遺伝子異常**が起こるからです。

遺伝子とは、体の中のすべての細胞に入っている機能制御プログラムのようなものです。遺伝子が正しく働くことで、細胞は正常に機能することができます。遺伝子異常とは、プログラムに起こるエラーのことです。

遺伝子異常が1回だけ起こってもそれほど大きな問題は生じません。しかし、細胞の中で数百回もの遺伝子異常が起きたり、細胞が正常に機能するうえでとても重要な遺伝子に異常が起きたりすると、支障をきたすようになります。

コンピューターは1つくらいバグがあっても機能しますが、それが年数をかけて積み重

図表｜4-1

## がん細胞は成長の途中で細胞が「グレ」てできる

――正常細胞とがん細胞のライフサイクル

### 正常細胞には人のようなライフサイクルがある

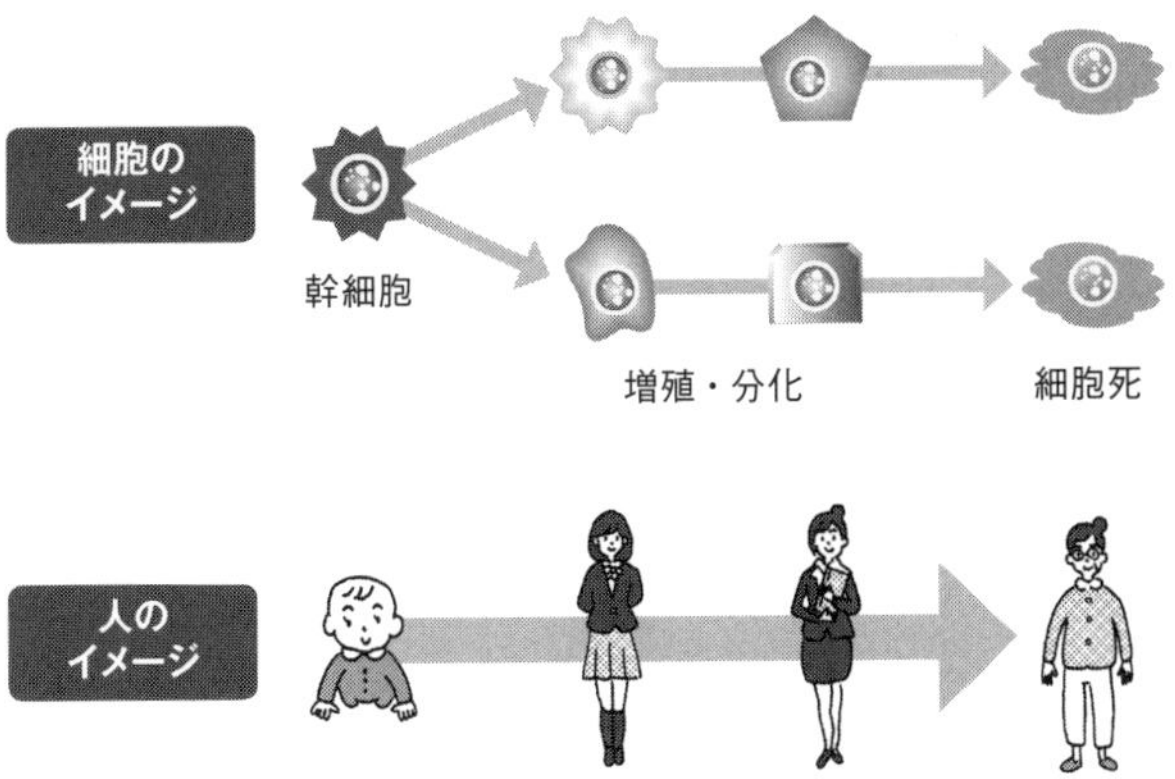


### 正常細胞がグレたのが「がん化」

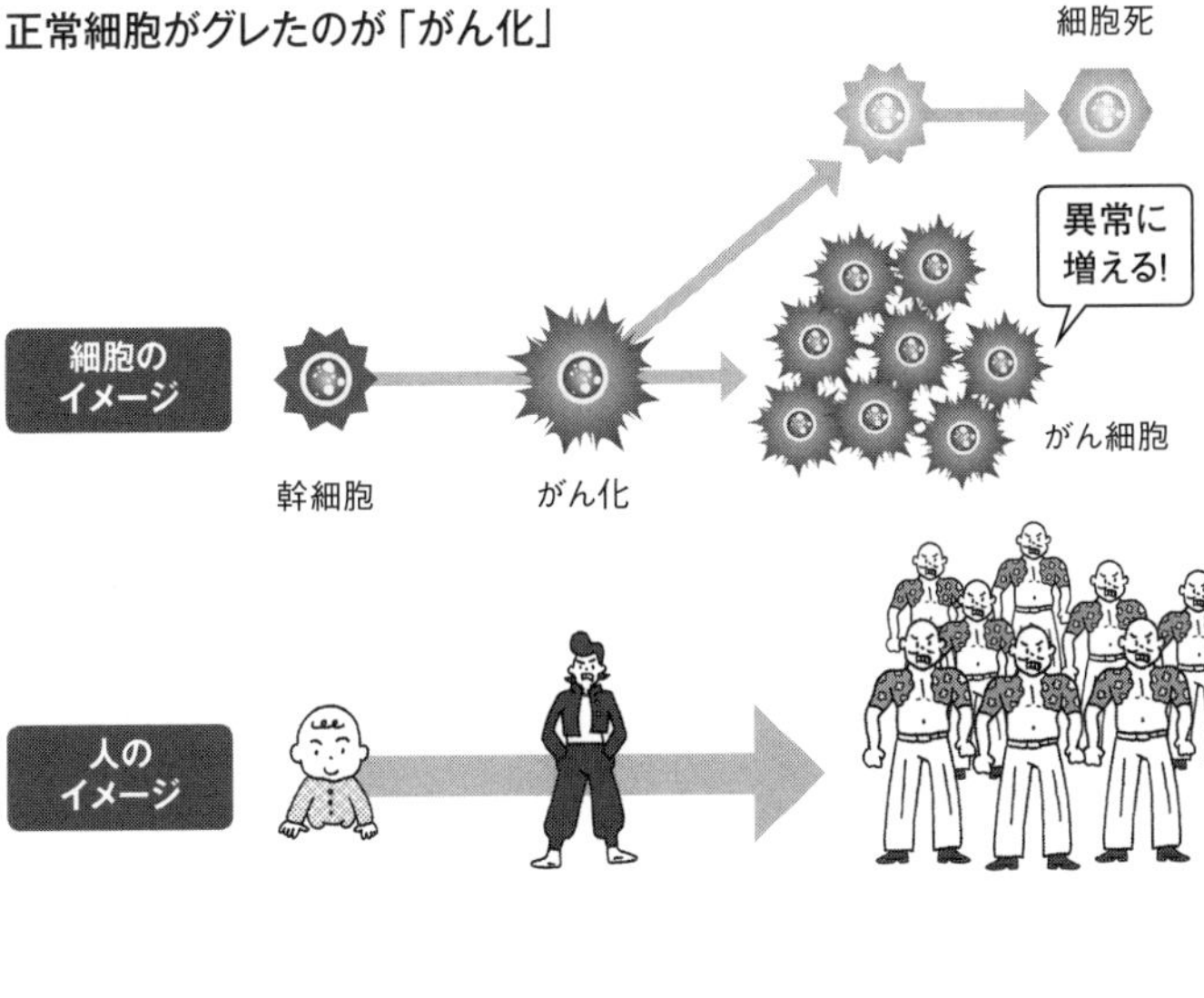

なると、最後は立ち上がらなくなり、機能不全になるのと似ています。

最近の研究では、健康でも子どものうちから正常細胞に遺伝子異常が起こり始め、加齢とともに徐々に蓄積されていくことが明らかになっています[*1]。

この蓄積がある限界点を超えたり、大事な遺伝子に異常が起きたりすると、がん細胞となります。

ただ、がん化するメカニズムはがんの種類によって異なります。とても複雑であり、まだまだ解明されていないことも多いのです。

細胞に遺伝子異常が起きたからと言って、必ずがんになるわけではありません。事前に防ぐためのメカニズムがあります。それが人間の**免疫**です。

**免疫とは、人体の中にある警察システムのようなもの**です。体の中に何かトラブルが起こると、その場所に駆けつけ、問題が大きくなる前に解決してくれます。

正常細胞がグレておかしくなり始めると、免疫を担う細胞（**免疫細胞**）が察知します。「この細胞は正常ではない、何かおかしい」と感じると、壊れた細胞を破壊します。

この免疫は24時間３６５日、常に活動していて、がんの種である異常細胞ができるたびに破壊します。

実際に、なんらかの病気によってこの免疫が破壊されたり、免疫の働きを低下させる薬を服用したりすると、がんの発生率が上がることがわかっています。*2-3

## がんができる3大要因とは

がんができる理由を知るためには、遺伝子異常がなぜ起こってしまうのかを知る必要があります。その原因は主に3つあります。

### ●要因1――外的要因――タバコ・アルコール・ウイルスなど

1つめの要因は、ウイルス・細菌・化学物質が体内に入ってきて、遺伝子が傷つけられてしまうことです。これを**外的要因**と言います。

いちばんよく知られているのがタバコです。

喫煙によって発がん性物質が体内に入ると、肺をはじめとしたいろいろな部位の正常細胞に遺伝子異常を引き起こしてしまいます。

長年タバコを吸うことで遺伝子異常が蓄積していき、やがてがんを起こします。

**タバコが原因で起こるがんはとても多く、肺がん、食道がん、口腔がん、咽頭がん、喉**

**頭がん、胃がん、肝がん、膵がん、膀胱がんなどがあります。**[*4]

ほかに遺伝子異常を起こすものとして、アルコールや紫外線が挙げられます。**アルコールを多量に摂取すると、肝がんなどを起こします。**また、**紫外線を大量に浴びることで皮膚がんを起こします。**

いずれも正常細胞の遺伝子に傷がついてしまうために起こります。

ウイルスが体内に入り、正常細胞に感染して、遺伝子異常を引き起こすこともあります。ヒトパピローマウイルス（ＨＰＶ）は、子宮頸がん、肛門がん、中咽頭がん（口・舌・喉のがん）を起こします。肝炎ウイルスは肝がんを起こします。また、ヘリコバクターピロリ菌は胃がんを引き起こすことが知られています。

### ●要因２｜遺伝的要因――親から引き継ぐ

遺伝子異常が起こる２つめのメカニズムは、親からの遺伝子異常を引き継いでしまうことです。これを**遺伝的要因**と言います。

人の遺伝子は、もともと父親と母親が持つ遺伝子が組み合わさってできています。

そのため、親からの遺伝子の一部に異常が入っていると、それも引き継ぎ、子どもにもトラブルを起こします。

こう聞いて、喫煙者の方などは「子どもに遺伝子異常が引き継がれてしまうのではないか」と心配してしまうかもしれません。

ですが、**引き継がれる遺伝子異常は精子と卵子に含まれていたもののみ**ですので、喫煙によって肺細胞に起こった遺伝子異常や、胃の中にいるウイルスによって引き起こされた遺伝子異常は、子どもには遺伝しません。

そもそも、精子や卵子は、作られてから長期間保存されませんので、外的要因の影響はあまり受けないのです。

## ●要因3｜偶発的要因――偶然起こる

3つめは**偶発的要因**と言われるもので、平たく言えば、遺伝子異常が偶然起こってしまうことを意味します。

正常な状態を保つために、人の臓器は膨大な数の細胞を新たに生むことで自身を成長させます。その過程で細胞分裂を繰り返しています。

この**細胞分裂の際に、遺伝子異常が起こってしまうことがあります**。

その割合は決して高いものではありませんが、体全体で37兆個もの細胞がありますので[*5]、長年生きていると一定の割合でエラーが起こることになります。

実際に、細胞分裂する回数が多い臓器ほど、がんの発生回数が多いことが研究でも報告されています。

たとえば心臓は、細胞分裂を起こさないため、極端にがん（肉腫）が少ないことが知られています。[*6]

ほかにも、まだ解明されていないほかのがん予防システムの破綻があると考えられていますが、少なくとも、細胞分裂やその他の予防システムの破綻は私たちの意思や生活習慣によってコントロールできるものではありません。

これらの未知の要因は「偶然起こる」と言ってもさしつかえないため、偶発的要因に含まれます。

## 3大要因はどの程度発がんに関わるのか

同じがんでも、どの臓器にできるかによって、性質、治療法、発生原因が大きく変わります。

たとえば、肺がんではタバコなどの外的要因が最も重要ですが、脳腫瘍では偶発的要因が最も重要であると言われています。

つまり、がんの種類によって3つの要因の割合は大きく異なるのです。

**図表4－2**は、3つの要因それぞれが各臓器のがんにどの程度関わっているのかを色で示しています。[*6]

左から外的要因、遺伝的要因、偶発的要因です。色が濃いものほど、その要因が強く関わっているという意味です。上段は女性、下段は男性の要因を表しています。Bで表している脳腫瘍は、男女ともに右の偶発的要因のみ真っ黒になっています。つまり、ほぼ100%偶発的要因で起こると解釈できます。

2つの図を見ると、**男女とも、ほとんどの種類のがんで右の偶発的要因が最大の要因であること**がわかります。

たった1つの研究結果ですので、これをもって確定的なことは言えませんが、この結論はがん研究者の感覚とおおむね一致していると思います。

高齢者にがんが多いのには、偶発的要因が関係しています。

高齢になるほど、細胞分裂に伴う偶発的エラーは積み重なり、さらに増加していきますし、正常を維持する免疫なども徐々に低下していきます。
そのため、高齢になると、偶然がんができてしまう確率が上がると考えられています。

## 偶然発生するがんが意外と多い

図表4－2を見て、**偶然起こるがんが想像より多いと思ったのではないでしょうか。**

「うちはがんの家系だからがんになった」という言葉をよく耳にしますが、これは多くの場合で正しくないことがわかります。

**遺伝的要因で起こるがんは、とても少ない**のです。

少し濃くなっている女性の乳がん・卵巣がんの一部、[注1] あとは家族性大腸がんなどの大腸がんの一部で見られるくらいです。

これ以外のがんもあるにはあるのですが、頻度はとても少なく、さまざまな解析がありますが、だいたい5〜10％ほどが遺伝性のがんであると報告されています。[*7]

「自分はがんの家系だからがんになった」と遺伝的要因を意識しすぎる方が多いのは、おそらくがんの発生頻度について一般的に知られていないからだと思います。

図表｜4-2

## 「偶然」起こるがんが意外に多い
——男女別・臓器別　がんになる要因

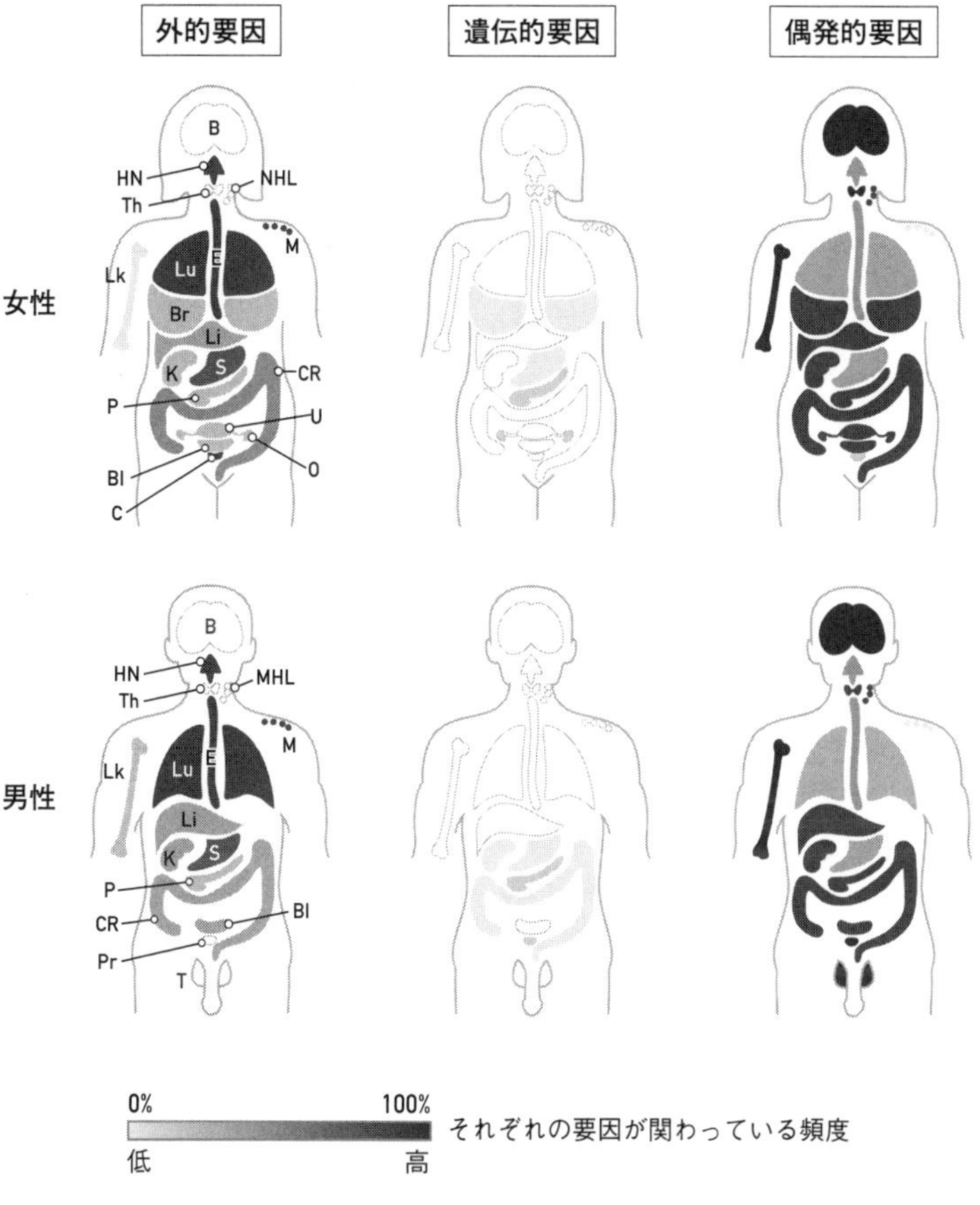

外的要因
遺伝的要因
偶発的要因
女性
男性
B
HN
NHL
MHL
Th
M
Lk
Lu
E
Br
Li
S
K
CR
P
U
Bl
O
C
Pr
T
0%
100%
それぞれの要因が関わっている頻度
低
高


B=脳腫瘍、Bl=膀胱がん、Br=乳がん、C=子宮頸がん、CR=大腸・直腸がん、E=食道がん、HN=頭頸部がん、K=腎がん、Li=肝がん、Lk=白血病、Lu=肺がん、M=皮膚がん、NHL=非ホジキンリンパ腫、O=卵巣がん、P=膵がん、S=胃がん、Th=甲状腺がん、U=子宮体がん、Pr=前立腺がん、T=精巣がん

出典：＊6より筆者ら作成

日本が高齢化するにともなって、一生のうちにがんになる方の割合は2人に1人にもなっています。

そのため、親族が何人もがんになることは決して珍しくはないのですが、それをほかの家系よりも人数が多いと思ってしまうことから来ているのではないかと思います。

## 「がんになったのは過去の生活習慣のせい」は言い過ぎ

同様に、「がんは生活習慣病」とよく言われますが、これも誤解を招く表現です。**「一部のがんは生活習慣が原因で起こる」が正しい表現**です。

外的要因で起こるがんを防ぐ目的でこのように強調しているのでしょうが、あまりよいやり方とは言えません。

**がんの種類によっては、生活習慣の影響はあまりないからです。**

図表4－2で外的要因が大きいものは、肺がん、食道がん、胃がん、皮膚がん、子宮頸がんです。

逆に言えば、この外的要因で起こるがんになる確率は、生活習慣を変えることで下げることができます。**禁煙すること、飲酒量を控えること、ピロリ菌の除菌をすること、日焼**

**けを避けること、子宮頸がんワクチンを打つこと、肝炎ウイルスに対して適切な治療をすること**は、有効な予防手段です。

ほかにも、健康的な食習慣もがん予防には大切なことです（第7章で詳述します）。

しかし、**「生活習慣の改善をすればがんは完全に防げる」「がんになるのは過去の生活習慣が悪かったから」**といった**表現は明らかに言い過ぎ**です。

たしかに生活習慣を改善すれば一部のがんになる確率を下げることができると考えられていますが、ゼロにすることはできませんし、そもそも偶発的要因で起こるがんの発症まで防ぐことはできません。

がんは複数の要因が複雑に絡まって発生します。

たとえ外的要因で起こりやすい肺がんになった人がいて、実際にタバコをよく吸っていたとしても、年齢に伴う偶発的要因で肺がんになった可能性があります。

「タバコが肺がんのすべての原因だ」などと単純に言い切ることは難しいのです（もちろんリスクを減らすためには、タバコは吸わないに越したことはありませんが……）。

がん患者さんの中には、極端に考えすぎて「がんになったのは、過去の行いが悪かったせいだ」と自分を責めてしまう方がいます。

「過去に何か変なものを食べたからがんになったのでは」だとか、「ろくに運動しなかったからでは」などと、他人からいわれなき非難を受ける方もいます。さらには、家族や知人にも責められることがあるそうです。これは本当にやめてもらいたいことです。

日本には**「病気=過去の行いが悪い」という因果応報の考え方があり、それを信じることで自責の念を感じてしまう患者さんがいます**が、実際には患者さんの過去の行いとは無関係に、たくさんのがんが偶然発症しています。

人という生き物は、病気にならずに永遠に生き続けることはできず、長生きしていれば、どこかのタイミングでいつかはがんになる可能性があります。がん患者さんが悪かったからではありません。

**患者さん本人も、自分の過去の行いが悪かったのではと自分を責める必要はまったくありません。**ぜひ、前を向いてご自分の人生を生きていただきたいと思います。

一部には、患者さんの過去を責め、その心の呵責につけ込んでトンデモ医療に勧誘する悪い人もいますので、くれぐれもそういった人たちにだまされないようにご注意ください。

# 第5章

# 「トンデモ医療」はどうやって見分けるのか

## 教育レベルや収入が高い人ほど、怪しいがん治療法にだまされやすい

インターネット上には、がんについての膨大な情報が広がっています。

その中には、参考になる正しい医療情報もありますが、残念ながらそうではないものもたくさんあります。

書店に行けば、がんの本が大量に売られています。その中にも、まったく効果が期待できない治療法を熱心にすすめるだけでなく、標準治療を否定する本さえあります。

このような「トンデモ医療」情報を患者さんが信じた結果、標準治療を避け、その間に**がんが進行してしまい、治療が手遅れになってしまう事態も見られます。**

がんと診断されれば、誰もが大きなショックを受け、弱気になります。そんな非常事態でも、怪しくて都合がよいだけのトンデモ医療にだまされることのないよう、この章では正しい情報の選び方を解説します。

そもそも、なぜトンデモ医療にだまされる人が出てしまうのでしょうか。

現代では、情報収集で使う媒体は、インターネットが主軸となりつつあります。

2015年に行われた総務省の調査によると、医療情報を調べる時に何を使うかという質問に対して、ネットの検索サイトや質問サイトを使うと答えた人は80％近くに及びます。[*1]
もちろん、依然としてテレビや新聞の役割は大きいのですが、欲しい情報をすぐ届けてくれる点で、インターネットの存在感が大きくなっています。
まずはインターネットで概要をつかみ、次に本を買って勉強を進めるといったように、最初の入り口としてもインターネットは重要な役割を果たしています。

ただ、インターネットには、標準治療を否定して、特定の商品の購入をすすめるような怪しい情報が数多く含まれています。実際に、著者の1人である勝俣がグーグルとヤフーでそれぞれ5種類のがんを検索し、上位20のウェブサイトを評価したところ、信頼できるサイトは1割しかありませんでした。[*2]

**多くの方がすでに、インターネット上には誤った情報が多いと知っています。**

**しかし、それでもなお被害に遭う方が後を絶たないのは、「自分だけは大丈夫だろう」と思っている方が多数いるから**ではないでしょうか。
「自分はたくさん調べているから大丈夫だ」とか「大学で理系の授業を取っていたからちゃんと判断できる」といったように、自分なりの自信を持っている方がいます。

ですが、まさにその自信によって危ない目に遭う可能性があります。

科学的根拠のないがん治療法である民間療法にだまされてしまうのはどんな人なのか、アメリカで研究した報告があります。*3

その結果を見ると、教育レベルと収入が高い地域に住む人ほど、標準治療ではなく代替療法を受けている人の割合が高いことが明らかになったのです。

ちなみに、日本人を対象にした研究でも同様の傾向が見られています。*4

私たちも、実際に臨床現場で効果が期待できない治療法に手を出してしまった経緯を多くの患者さんから聞いています。

その結果、**被害に遭ってしまった人の多くはとてもまじめで、インターネットや本などで一所懸命情報を調べていた**ことがわかりました。

また、情報の真偽は自分で判断できると自信を持っていた人も多かったのです。

逆に、**情報の真偽はわからないから医師に聞こうと思っている人は、被害に遭わずにすんでいたりします。**

結局のところ、**どんなにインターネットで調べていようが、理系の授業で学んでいよう**

**が、専門的な医療およびがんの知識がなければ、医療情報が正しいかどうか判断することは難しいのだと思います。**

むしろ、判断できない状態でインターネットや本を一所懸命調べていると、トンデモ医療にたくさん触れることになり、やがて信じ、はまってしまう危険性があります。

決して、トンデモ医療の被害に遭ってしまった人を非難しているのではありません。

まずは、「自分だけは大丈夫」という思い込みを捨て、誰でもだまされる可能性があると思ってください。

それが、トンデモ医療にだまされなくなるための第一歩になるでしょう。

## インターネット上のトンデモ医療を信じ込んでしまう4つの理由

なぜ人はインターネットで紹介されているトンデモ医療にだまされてしまうのかを知っておけば、だまされる可能性を減らすことができると思います。

ここでは、私たちが考える４つの理由を説明します。

## ●理由1 ― 効果の判断がむずかしい

**基本的に、医療情報にはウソが入りやすい性質があります。**なぜなら、ウソであることがわかりにくいからです。

内容がとても専門的なので、正しいかどうかの判断が簡単にはできません。それに加えて、すぐに確かめることができないものが多いのです。

人ががんになるには長い年月がかかるので、**がんの治療・予防についての医療情報の多くは、時間が経ってみないと本当に効果があるものなのか評価できません。**

「電子レンジを使って食べ物を温めるとがんになる」といったウソがその典型です。何らかの要因によってがんになったとしても、実際にがんになるのは数十年も先のことです。1〜2年間電子レンジを使っただけでは、本当かどうかの判定ができません。

そこにつけ込み、「すぐにはがんにならないが、数十年先にはなるかもしれない」などと言われたら、不安になってしまうのも無理はないでしょう。

医療情報のほとんどはとても専門的で、インターネットで調べても答えが出てこないことが多いですし、専門家がわざわざインターネット上で解説してくれることもあまりありません。

そして、自分では判断がつかないと、その情報は真実かもしれないと思えてしまうこともあるでしょう。

がんだと診断されてパニックになっていたり、気が弱くなっていたりしたら、なおのことその危険性は高いと思います。

**● 理由2 ｜ 拡散されている情報は正しいように見える**

人は、情報の正しさを判断する時に、その情報が複数の場所で言われているかどうかを参考にする傾向があります。

「色々なところで同じ話を聞いたから、この情報は正しいだろう」と思った経験のある方も多いのではないでしょうか。

しかし、この考え方はインターネットには適していません。**ある情報がインターネットで広がるかどうかは、その情報が正しいかどうかでは決まらない**からです。

**インターネットで好まれて大きく広がる情報には、「目新しい」「斬新」「単純明快」「インパクトがある」「陰謀めいている」などといった特徴があります。**

たとえば、「早めにがんを見つけて、手術をして、適切な薬や放射線の治療を受けるのがよい方法です。治療内容はがんの種類によって変わります」という直球の正しい解説をしても、この情報はインターネット上でそれほど拡散されないでしょう。

なぜなら、これはある程度知られていることであって、目新しいものではないからです。また「治療内容はがんの種類によって変わります」という表現には（正しい内容であるものの）曖昧さがあり、単純明快ではありません。

それに対して「○○Hzの周波数の音を聞くとすべてのがんが治る。製薬会社は儲けるためにこの事実を握り潰している」という類いの情報は、容易に拡散されます。

もちろん明らかなウソなのですが、単純明快で、斬新で、陰謀めいていて、インパクトがあるので、多くの方の関心を引きます。

たとえその記事を読んだ方の何人かが明らかなウソだと気づいたとしても、拡散されやすさに影響はないでしょう。

インターネット上の情報には過激なウソほど広がりやすい性質もあります。「いろんな人が言っているから正しい」と思っていると、トンデモ医療の被害に遭うリスクが高まります。

## ●理由3　レビューがよいと正しいように見える

インターネット上の医療情報について、賛否両方の意見を見てから真偽を判断する方法は適切なのでしょうか。

たとえば、インターネット通販サイトのアマゾンで、がんに関する本のカスタマーレビュー（口コミ、評価）を見て、その内容が正しいかどうかを判断する方は多いと思います。

小説やビジネス書ならば、レビューをもとにそれなりに正しく評価できるかもしれません（もちろん、評価者と好みや考え方が一致すればの話ですが）。

しかし、**がん本の場合、レビューはあてになりません。**

たとえば、アマゾンで「がん」と検索すると、「私はこの方法でがんを治しました」という内容の本がたくさん出版されていることがわかります。

これらの多くには、民間療法などでがんの治療に成功した人の経験談が載っています。

**しかし、がん本の場合、個人の経験談だけでその治療法がよいのか評価することは困難です。**

そもそも、多くの方が人生で初めてがん治療を受けるわけで、その治療法が効いたかどうかをほかの治療法と比較できません。

その民間療法と一緒に受けていた抗がん剤治療や放射線治療が効いていただけかもしれませんし、がんとはっきり診断されていないのにがんになったと思い込み、最初からがんなどなかったのにがんが「消えた」と思い込んでしまった人の話かもしれません。

ただでさえ正確な科学的評価が難しいがん治療について、1人が受けただけで善し悪しを判断するのは無理があることがわかると思います（36頁）。

もちろん、ちゃんとした専門家がたくさん評価をしていれば正確なレビューになるわけですが、**専門家の数は限られており、さらに多忙な人がほとんどで、レビューを書くような人はほとんどいない**のが実情です。

結果として、**まったく効果が期待できない治療法を紹介する本にかなりの高評価がついてしまうことがしばしば起こります。**

本だけでなく、インターネット上の記事やSNSのつぶやきなども同様です。インターネットで記事が出た時に、それが正しいかどうか評価してくれる専門家は多くありません。

専門家の中には、トンデモ医療には関わりたくないと思っている人もいます。トンデモ医療を批判することで、熱烈に信じている人から痛烈な非難を受けるのを恐れるからです。

トンデモ医療の間違いを指摘したところ、そのトンデモ医療の関係者から所属機関に怒鳴り込まれたり、何度も抗議の電話をされたりと、実社会のトラブルにつながる可能性さえあります。

しっかりと評価してくれる専門家がたくさん出てくることを期待するのは、現実として難しいのです。

結果として、インターネット上でとんでもない書き込みがあっても、ほとんど批判されなくなってしまうのは悲しいことですが……。

### ●理由4――自分の好みに合う情報が集まってくる

本格的なインターネット社会になった現代では、**がんに限らず、ワクチン、アトピー、自閉症など多くの領域でウソの医療情報が広がっていて、問題になっています。**

この**原因として批判されているのが、SNS上の不適切なコミュニティー形成**です。

普段何気なく見ているSNSには、ある仕掛け（アルゴリズム）が働いていて、それがウソの拡散に影響を与えています。

たとえば、ユーチューブで何かの動画を見ると、それに関連する動画がどんどん「次の動画」欄に出てきます。

今まで見た動画からユーザーの好みが判断され、好みに合う情報が優先的に表示されるアルゴリズムがあるからです。

ツイッターやフェイスブックでも同様で、タイムラインに流れてくる情報は、ユーザーが好きだと思うものが多く流れるようになっています。

このアルゴリズムの怖いところは、**一度トンデモ医療を見ると、それに関する情報や、トンデモ医療をすすめている人の情報にどんどんさらされる**ことです。

その結果、「世間ではみんなこの情報を信じている」と誤解する人が中には出てきてしまいます。

先ほど、拡散されている情報ほど正しいように見えると述べましたが、それと同じ状況が作られます。「みんな信じているんだな。なら正しいだろう」という考え方です。

「アメリカでは抗がん剤は使われていない」という、がん領域では有名なデマがあります。もちろんそんなことは一切なくて、アメリカの病院では抗がん剤は重要な治療手段としてたくさん使われています。それでも、SNSを見ているうちに、このようなとんでもないウソを信じてしまう人がいるのです。

このデマを扱った動画を一度でもユーチューブで見ると、同様の主張をしている動画が大量に画面に押し寄せます。

はじめは冷静だったので信用していなかったにもかかわらず、それを次々見ていくうちに「これは常識であって誰もが信じていることだ」と思い込んでしまう人がいても、不思議ではありません。

このように、インターネットには、カルト的なものに人を引き込ませる性質があります。一度入り込んでしまうと、その人が備えている常識を書き換えられてしまい、そこから戻ることは困難になってしまうリスクすらあるのです。

## 「本に書いてあるから正しい」と信じるのは危険

本でこんなことを書くのはどうかとも思いましたが、言っておかなければいけないので、あえて書いておきます。

**「本として出版されているものは信頼できる」と思うのは間違いです。**

この誤解は高齢者の方に特に多く、ちゃんと出版されているのだから真実だろうと思ってしまうのです。

2019年9月12日時点で、私たちが**アマゾンのがんカテゴリーランキングトップ12位に入る本をすべて読んで確認したところ、科学的に正確な内容で書かれた本はわずかに3冊だけ**でした。

ランキングで上位に来る本ですらこの状況なので、下位のランキングではもっとひどい状況かもしれません。

皆さまが思っている以上に、出版されている本の内容の正確性は低いのです。

第3章でも触れたように、がん治療に明確な効果がある食品・食事療法は、現時点では見つかっていません。

それなのに「がんを消すことができる食事」といった内容の本が書店にはたくさんあります。

これらのほとんどは、明確な科学的根拠に基づいて書かれていません。**本の状況もインターネットに似ていて、当たり前のことが書いてある本は売れず、極端で非常識なものほど売れます。**

出版業界もそれをわかっているので、明確な根拠がなくてもおかまいなく非常識な本を出しています。

本は、トンデモ医療を合法的に広告する「抜け道」としても使われているようです。

何の科学的根拠もない民間療法を「がんが治る」と宣伝すると、薬機法[注1]という法律に違反する場合があります。

しかし、そのトンデモ医療情報を**「〇〇療法でがんが消えた」といったように本のタイトルにしてしまえば、多くの場合では法律違反になりません。**

さらに、その本の広告を新聞や雑誌に出しても、法律に問われない場合さえあるのです。そのままでは広告を出せないのに、本のタイトルにするだけでトンデモ医療の広告を堂々と新聞に出せるのはおかしなことです。

厚生労働省もこれには気づいていて、2018年6月に施行されたインターネット広告に関する新しい医療広告ガイドライン[注2]の中で「実質的に広告と判断されるもの」も規制対象になるとしました。

その結果、本のタイトル上などで「新しい治療法」が紹介され、問い合わせ先などが掲載されている場合、いくら「治療法の広告ではなく出版物の広告だ」と主張しても、実質的に治療法の広告と判断されるようになる可能性があります。つまり、取り締まりの対象になりえるということです。

あくまでもケースバイケースなので、実際どこまできちんと規制されるようになるかはまだ不明ですが、こういった法の抜け道にきちんと対処することは大切だと思います。

## 信頼できる専門家の2つの特徴

ここまで解説したとおり、やみくもにインターネットや本で情報収集をしてしまうと、被害に遭うリスクがあります。**情報は、正しいアプローチで集めないといけません。**

そのためにおすすめの方法をご紹介します。

まず何より大事なことは、**信頼できる専門家に確認すること**です。

がんの治療方針を決めるための情報や、自分の生活にとって大事な情報は、必ず専門家に確認しましょう。専門家とは、がんを専門とする医師のことです。

がんに対応するには、高い専門性が必要とされます。私たちは3人とも医師ですが、ありとあらゆるがんについて治療方針を決定できるわけではありません。

もちろん一定の医学知識はあるので一般的なアドバイスならできますが、患者さんの治療方針を決めるには、該当する領域の専門的かつ最新の知識が必要になります。

さらに言うと、医療は専門分化が進んでいます。肺がんの専門家は、乳がんの治療方針にはあまり詳しくありません。

がん治療の最新情報を日々追いかける私たちでも、すべての領域のがん治療法を把握するのは困難です。それほど、ひとつひとつの専門性は極めて高いのです。

どのようながん治療を行うべきか、この治療法は試すべきかといった重要なことを、インターネットや本の情報をもとにして自分や家族だけで判断するのは危険です。

必ず専門家の意見を聞くようにしてください。

ただし、専門家と言っても、信頼できる人に相談しなければいけません。

トンデモ医療をすすめる人を専門家と誤解して相談しては、大変なことになります。

私たちが考える、信頼できる専門家の特徴は２つです。

### ●特徴１――標準治療を推奨している

すでに何度も説明しているように、**信頼できるがん治療法とは、保険適用である標準治療のこと**です。

大事な治療方針の決定は、保険診療をしている専門家に相談してください。

根拠がなく、高額な治療法をすすめる医師に相談することは、ご自分の健康を害したり、経済的な損失をこうむるリスクがあります。

## ● 特徴2 ほかの医師と治療判断が変わらない

**がんの治療法にはいろいろな種類がありますが、基本的にはどの病院でも同じ方法を採用していて、日本中どころか世界中どこにいってもほとんど変わりません。**

有効かどうか微妙な治療法であれば国によって異なることもありますが、効果が高い治療法であれば、どこの国のどの病院でも基本的に同じものが提供されています。

病院によってがんの治療方針が大きく異なることはあまり起こりません。

少し異なるくらいならよいのですが、その医師しか行っていない特殊な治療法をすすめられた場合は注意が必要です。

ほかの医師と治療方針が同じかどうかを調べるには、（1）科学的根拠に基づいたウェブサイトの情報（170頁）と異ならないかを見る方法と、（2）セカンドオピニオン（74頁）をもらうという2つの方法があります。

セカンドオピニオンとして、今かかっている医師にほかの病院の医師への紹介状を書いてもらい、ほかの病院の医師も同じ治療法をすすめるかどうかを確認するのです。

## 主治医に相談しづらい時は

主治医にあれこれ聞きたいと思っても、あまりに忙しそうでなかなか聞きづらい経験をされた方もいるかもしれません。実際に多くの医師はとても多忙です。

治療方針をどうするかは聞けても、どんな食事をとったらよいかとか、運動してよいのかなど、細かいことを聞いてよいのか悩んでいる方もいるかもしれません。

その場合は、**看護師、栄養士、ソーシャルワーカーなどの他職種の専門家に相談してみてください**。

相談先は医師のみである必要はまったくありません。各分野の専門家が、きっと有効なアドバイスをしてくれると思います。

また、**がん相談支援センターの相談員にも相談するとよいでしょう**。

がん相談支援センターは、全国のがん診療連携拠点病院などに設置されていて、がんについて無料で相談することができます。

その病院に通院していなくても、誰でも無料で利用できます。きっとどんな悩みにも真摯に対応してくれると思います[*5]。

## 科学的根拠に基づいた8つの情報源

また、本書のように、**科学的根拠に基づいてがん治療について解説しているウェブサイトがいくつもあります。**

おすすめをまとめると次の8つです。QRコードを載せましたので、ご興味がある方はアクセスしてください。

- **情報源1―国立がん研究センター「がん情報サービス」**

日本のがん専門政府機関である国立がん研究センターが運営している情報サイトです。[*6]

- **情報源2―米国国立がん研究所がん情報サイト　PDQ® 日本語版**

アメリカのがん専門政府機関である米国国立がん研究所に、がん情報サイトがあります。その一部を日本語訳して公開しています。[*7]

**● 情報源３―海外がん医療情報リファレンス**

海外の最新がん情報を日本語訳して解説しています。ただし解説はやや専門的で、非医療者向けではない記事も多いかもしれません。[*8]

**● 情報源４―キャンサーネットジャパン**

認定ＮＰＯ法人であるキャンサーネットジャパンが、患者さんおよび医療従事者に対してがん医療情報をまとめているサイトです。[*9]

**● 情報源５―静岡県立静岡がんセンター「処方別がん薬物療法説明書」**

抗がん剤治療を受ける際に、注意すべきことなどがとても詳しく解説されています。[*10]

**● 情報源６―日本放射線腫瘍学会**

放射線治療に関する一般向けの解説がされています。[*11]

●情報源7｜日本緩和医療学会
**「患者さんと家族のためのがんの痛み治療ガイド」**

がんの痛みに関する解説がされています。[*12]

●情報源8｜**国立がん研究センター中央病院「生活の工夫カード」**

がん治療中の生活のアドバイスがたくさん載っています。[*13]

その他の医療関係では、世界保健機関（ＷＨＯ）や米国疾病管理予防センター（ＣＤＣ）にもいろいろな情報が公開されていますが、これらには残念ながら日本語訳がありません。

利用したい場合は、ＤｅｅｐＬというサイト（https://www.deepl.com/translator）を使っていただければ、だいたいの意味はつかめるかと思います。

## トンデモ医療を見分ける6つのポイント

専門家に聞いたり、信頼できる情報源を利用したりすることで、トンデモ医療にだまされることはだいぶ減るはずです。

しかし、やはりインターネットに流れてくる「これでがんが消えた」といった情報に心惹かれることもあるでしょう。

誰もが本当にがんを治したいと思っているので、無理もないことです。

ここで冷静さを失わないためには、その治療法がトンデモ医療の6つのチェックポイントに当てはまるかどうか確認してください（図表5-1）。

これらの特徴がある治療法は、効果が期待できない怪しいものである可能性が高く、注意が必要です。

### ●トンデモポイント1――保険が利かず高額な治療法は危険

自費診療は、高額なだけによく効きそうだと思う方も多いようです。

それに対し、標準治療は料金が安いので、それほど効果がないと思われるかもしれません。

これはまったくの間違いで、**標準治療こそ、世界で最も効果が確認されている治療法であり、自由診療は有効性が証明されていない不確かな治療法です**。これは本書で何度も説明してきたとおりです。

図表｜5-1

## トンデモ医療には6つの共通点がある

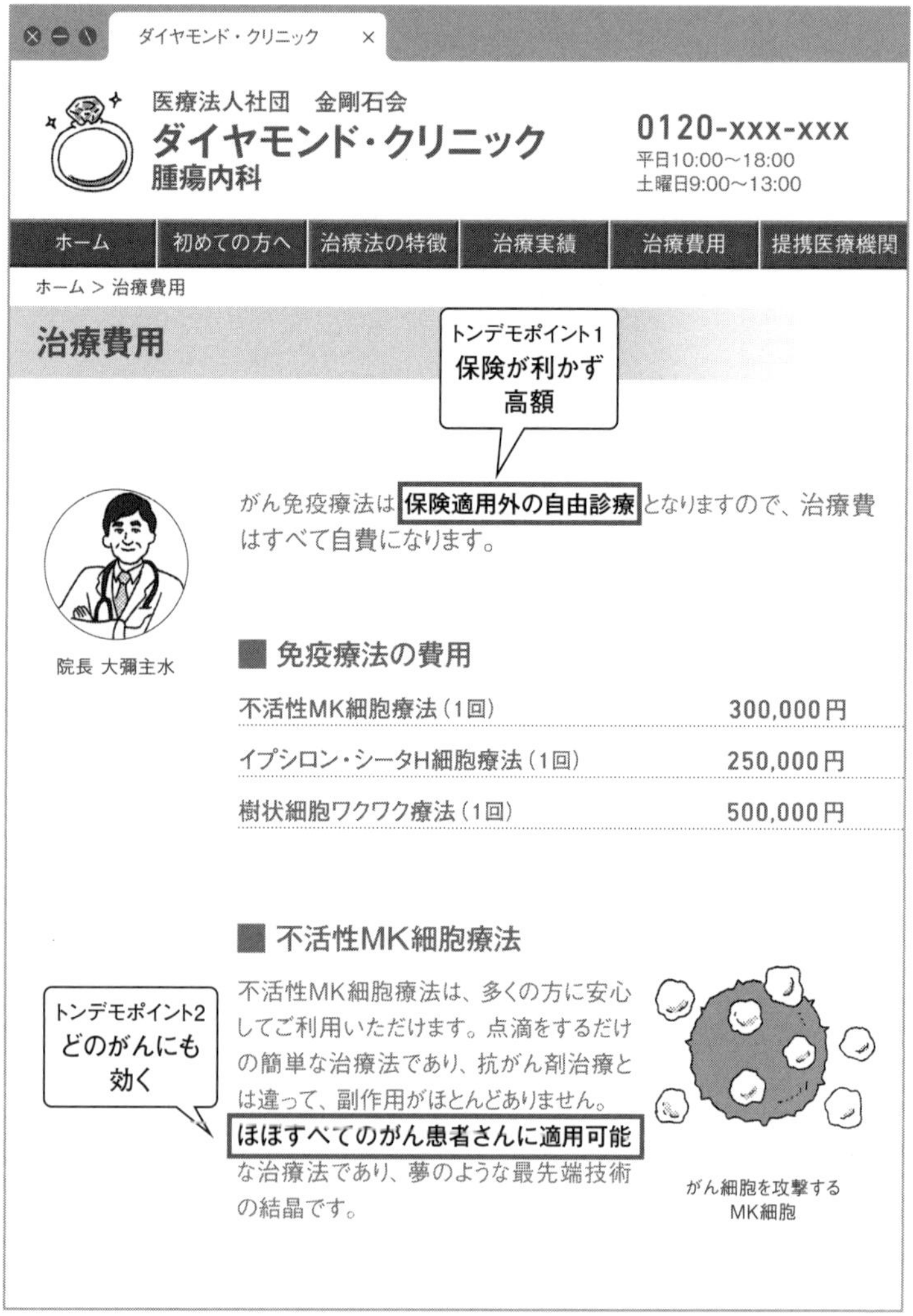
ダイヤモンド・クリニック ×
医療法人社団 金剛石会
ダイヤモンド・クリニック
腫瘍内科
0120-xxx-xxx
平日10:00〜18:00
土曜日9:00〜13:00
ホーム
初めての方へ
治療法の特徴
治療実績
治療費用
提携医療機関
ホーム > 治療費用
治療費用
トンデモポイント1
保険が利かず高額
がん免疫療法は保険適用外の自由診療となりますので、治療費はすべて自費になります。
院長 大彌主水
免疫療法の費用
不活性MK細胞療法（1回） 300,000円
イプシロン・シータH細胞療法（1回） 250,000円
樹状細胞ワクワク療法（1回） 500,000円
不活性MK細胞療法
不活性MK細胞療法は、多くの方に安心してご利用いただけます。点滴をするだけの簡単な治療法であり、抗がん剤治療とは違って、副作用がほとんどありません。ほぼすべてのがん患者さんに適用可能な治療法であり、夢のような最先端技術の結晶です。
トンデモポイント2
どのがんにも効く
がん細胞を攻撃する
MK細胞

※このウェブサイトは架空のものです。登場する医療機関や治療法は実在のものとは一切関係ありません。

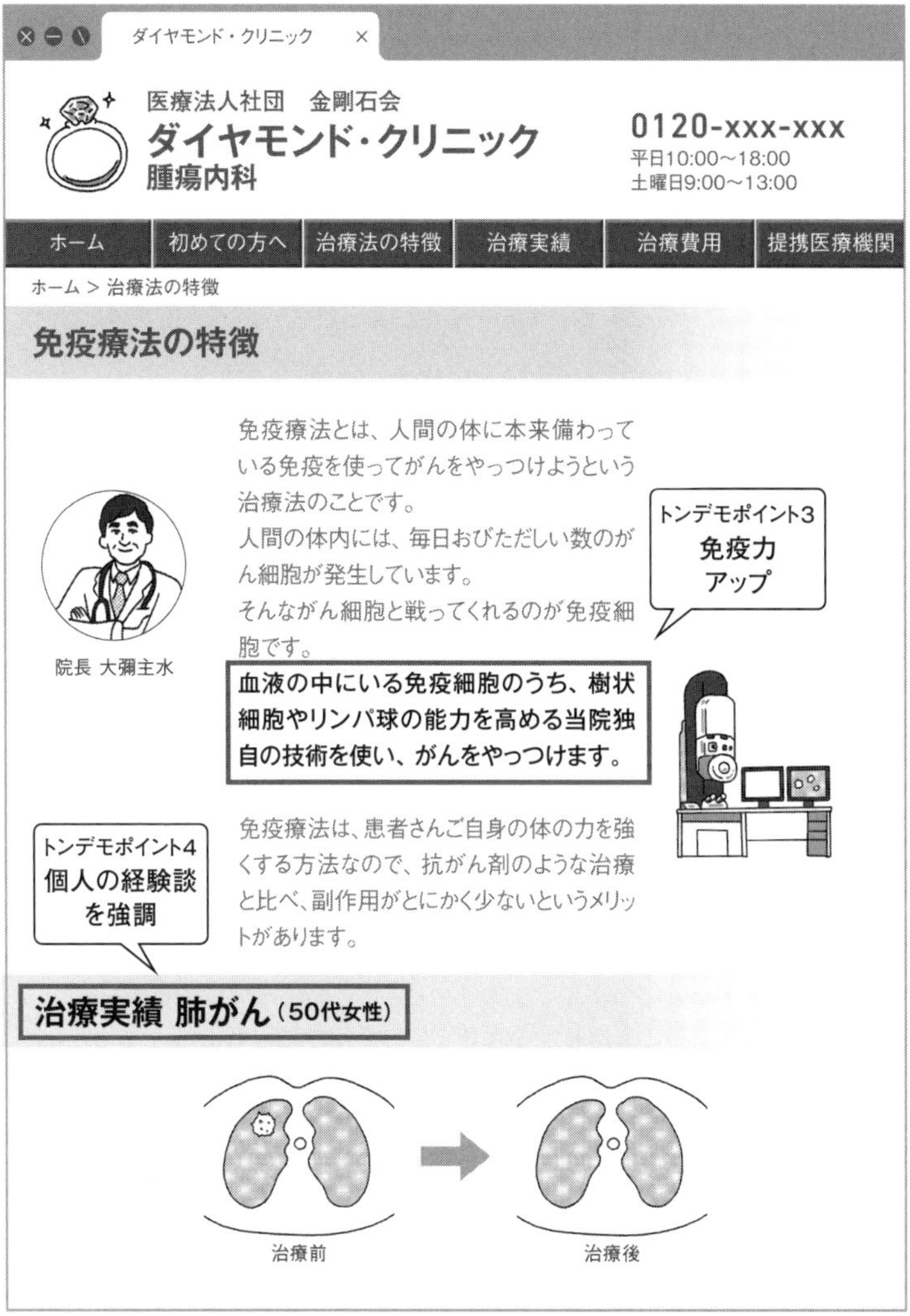
ダイヤモンド・クリニック
医療法人社団　金剛石会
ダイヤモンド・クリニック
腫瘍内科
0120-xxx-xxx
平日10:00〜18:00
土曜日9:00〜13:00
ホーム
初めての方へ
治療法の特徴
治療実績
治療費用
提携医療機関
ホーム > 治療法の特徴
免疫療法の特徴
免疫療法とは、人間の体に本来備わっている免疫を使ってがんをやっつけようという治療法のことです。
人間の体内には、毎日おびただしい数のがん細胞が発生しています。
そんながん細胞と戦ってくれるのが免疫細胞です。
血液の中にいる免疫細胞のうち、樹状細胞やリンパ球の能力を高める当院独自の技術を使い、がんをやっつけます。
免疫療法は、患者さんご自身の体の力を強くする方法なので、抗がん剤のような治療と比べ、副作用がとにかく少ないというメリットがあります。
院長 大彌主水
トンデモポイント3
免疫力アップ
トンデモポイント4
個人の経験談を強調
治療実績 肺がん（50代女性）
治療前
治療後

※このウェブサイトは架空のものです。登場する医療機関や治療法は実在のものとは一切関係ありません。

図表｜5-1

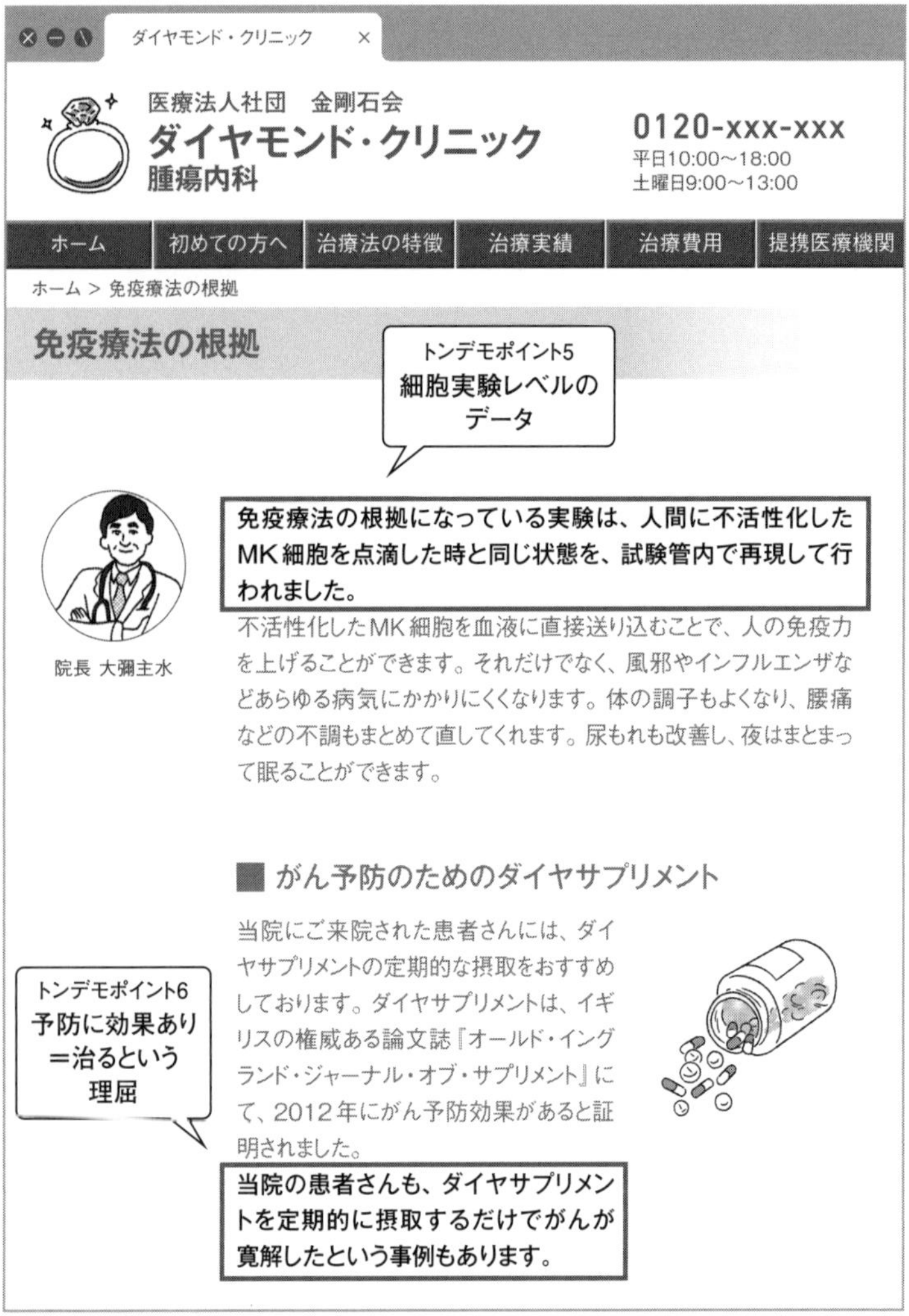

ダイヤモンド・クリニック
医療法人社団　金剛石会
ダイヤモンド・クリニック
腫瘍内科
0120-xxx-xxx
平日10:00〜18:00
土曜日9:00〜13:00
ホーム
初めての方へ
治療法の特徴
治療実績
治療費用
提携医療機関
ホーム ＞ 免疫療法の根拠
免疫療法の根拠
トンデモポイント5
細胞実験レベルの
データ
免疫療法の根拠になっている実験は、人間に不活性化したMK細胞を点滴した時と同じ状態を、試験管内で再現して行われました。
不活性化したMK細胞を血液に直接送り込むことで、人の免疫力を上げることができます。それだけでなく、風邪やインフルエンザなどあらゆる病気にかかりにくくなります。体の調子もよくなり、腰痛などの不調もまとめて直してくれます。尿もれも改善し、夜はまとまって眠ることができます。
院長 大彌主水
■ がん予防のためのダイヤサプリメント
当院にご来院された患者さんには、ダイヤサプリメントの定期的な摂取をおすすめしております。ダイヤサプリメントは、イギリスの権威ある論文誌『オールド・イングランド・ジャーナル・オブ・サプリメント』にて、2012年にがん予防効果があると証明されました。
トンデモポイント6
予防に効果あり
＝治るという
理屈
当院の患者さんも、ダイヤサプリメントを定期的に摂取するだけでがんが寛解したという事例もあります。


※このウェブサイトは架空のものです。登場する医療機関や治療法は実在のものとは一切関係ありません。

世間一般の常識では、よいものほど値段は高いことが多いので、効果があるのに安いなんておかしいと思われるかもしれません。

これにはからくりがあります。**保険適用の標準治療は、実はとても高額**なのです（50頁）。がんの外科手術を受けると100万円を超す費用がかかりますが、患者さんが負担するのは10〜20万円程度ですみます。

残りの80〜90万円は保険料で賄われているのです。

「病院で治療を受けると10万円、ちまたで流行っている○○療法は100万円、だからより高額な○○療法のほうが効くだろう」と思うのは誤っています。

標準治療は本来は高いのですが、保険のおかげで自費が少なくなるようにできているのです。

国が、費用を補ってでも国民に受けてもらう価値があると考えていることを意味しています。

保険が利かずに高額な時点で、その治療法の効果を疑うべきです。

ちなみにこの保険適用ですが、がん以外の病気では、効果が確認されていても保険適用にならないケースがあります。

たとえば、美容目的である一部の治療は効果が確認されていますが、保険適用ではありません。

がん以外の領域とは事情が異なることにご留意ください。

**●トンデモポイント2――「どのがんにも効きます」という文言を信用してはいけない**

「どのがんにも効きます」という文言を見ると、「すべてのがんに効くなんてすごい、私にもきっと効くはず」と思う方もいるかもしれません。

それに対して専門家は、すぐに怪しいと疑います。なぜなら、**どのがんにも効く治療法など存在しない**からです。

手術、放射線治療、抗がん剤治療は、世界で最も多くの種類のがんに効果があって、頻繁に使われている治療法です。しかし、これらでさえもすべてのがんには効きません。

たとえば、放射線治療は前立腺がんなどによく効きますが、胃がんにはあまり効きません。抗がん剤治療も同様に、1つの薬がすべてのがんに効くことはありません。

どんなに新しくても、どんなに有名な治療法でも同じです。

がんと一言で言いますが、本来は数千の別の病気の集まりです。

そのことからも、「この治療法（食品）はすべてのがんに効きます」という文言は注意が必要であることがわかると思います。

## ●トンデモポイント3──「免疫力アップ」という言葉にだまされるな

トンデモ医療にしばしば登場する「免疫力アップ」という言葉があります。

がんを倒すのに免疫細胞が大事なのはもちろんなのですが、**何かをすることで免疫力を高め、がんを治療しようという考えは何十年も前の古い手法で、ほとんど効果が得られないことがすでに示されています。**

そもそも、自分の免疫細胞では倒せないからがんが増えているのであって、がんを倒すことができない免疫細胞を多少増やしたところで意味がありません。

インターネットには「この食品を食べれば免疫力が上がります」などのキャッチコピーが本当によく出てきます。これらは科学的根拠のないもののオンパレードです。

何か特定の食品の摂取や行動をすると、がんを倒せるほど免疫力が上がるという事実は確認されていません。

ちゃんとした保険適用の治療法以外には、信頼できるような免疫療法はありませんので、お気をつけください。

**●トンデモポイント4──個人の経験がほかの人にも有効とは限らない**

「余命2年と言われたのに、この治療法を受けて5年も生きた人がいます」「この治療法はすべての人に効果があるわけではありませんが、5~10%ほどの人に効果を示します」といった**経験談や少数例の治療成績による効果を強調する情報にも注意が必要**です。

一見するとこれらは信頼できそうですが、ほとんどの場合、正確に効果を表していません。わざと誤認させるような表現が使われています。

少数例の治療成績を強調するとなぜ誤認させることになるかは、第1章の36頁をご覧ください。

**●トンデモポイント5──細胞実験レベルのデータだけでは信用できない**

「シャーレの培養がん細胞に有効成分をかけたら、がん細胞が死にました。すごい発見!」といった宣伝文句を見ると、「ちゃんと調べていて信頼できる」と信じてしまう方が多いようです。

第1章でも解説したとおり、細胞実験のデータで効果があっても、実際の患者さんに効果を示す確率はとても低いのです。

**細胞実験レベルのデータを根拠にしている時点でダメ**だとわかってしまいます。

### ・トンデモポイント6―「がん予防に効果があるからがん治療にも効く」わけではない

予防（がんになるリスクを下げること）と治療（がんを治すこと）はとても似ているように見えますが、まったく別のものです。

**予防に効果があるからと言って、治療に効果があるとは限りません。**

がん予防に効果があるから治療にも効果があるという理屈で宣伝している商品などにだまされないように注意しましょう。

第4章のたとえ（137頁）で言うと、がん予防とは、青少年が不良やギャングにならないよう更生させることです。家庭環境を整え、教育し、相談にのることが当てはまります。

それに対してがん治療とは、他人に悪行の限りを尽くしているギャングを壊滅させることです。ギャングを逮捕し、組織そのものを潰すことが当てはまります。

**青少年の更生（がん予防）とギャングの壊滅（がん治療）は異なります。**

ギャング相手にのんびりと相談にのり、何年もかけて更生させようとしても、あっという間に街をギャングに占拠されてしまうでしょう。

実際に、がん細胞はものすごい速さで増殖します。そんななか、悠長にがん予防だけに頼っても、効果は期待できません。

がん予防とは、長期にわたって遺伝子異常が起こるのを減らすことですから、それ単独では効果は期待できません。

そうではなく、短期間でがん細胞を殺すための強力な治療法が必要です。それが手術、放射線治療、抗がん剤治療にあたります。

がん予防になるというデータを根拠にして、がん治療にも効きますという理屈は、もっともらしく見えますが、正しくありません。

きちんとした専門医に相談し、信頼できる情報源にあたり、6つのチェックポイントを参考してもらうことで、トンデモ医療にだまされてしまう方が1人でも少なくなることを切に願っています。

# 第6章

# どうやってがんを見つけるのか

## がんが疑われる4つの症状

がんを治療するには、まずはがんを見つけなければいけません。

しかし、**初期の段階では、ほとんどのがんに症状がありません。**「まったく自覚がなかったのに、がんが見つかった時にはすでにかなり進行していた」という話を聞いたことがある方もいるでしょう。

これは、初期の段階では症状がないために起こります。

多くのがんは、進行がんになってから症状を引き起こします。がんが大きくなり、周辺の臓器を圧迫するからです。

**図表6-1**に、何らかの症状があり、医療機関を受診した時点でステージⅣ(遠隔転移)のがんだった割合を示します[*1]。

これを見ると、膵がんや肺がん、肝胆がんなどは、診断時点で遠隔転移のある割合が多く、乳がん、皮膚がん、子宮体がんなどは少ないことがわかります。

**膵がん、肺がん、肝胆がんは、進行がんになるまでなかなか症状が出にくい**と考えられ、

図表｜6-1

## 遠隔転移しやすいがんとしにくいがん
——がんを発見した時に遠隔転移がある割合

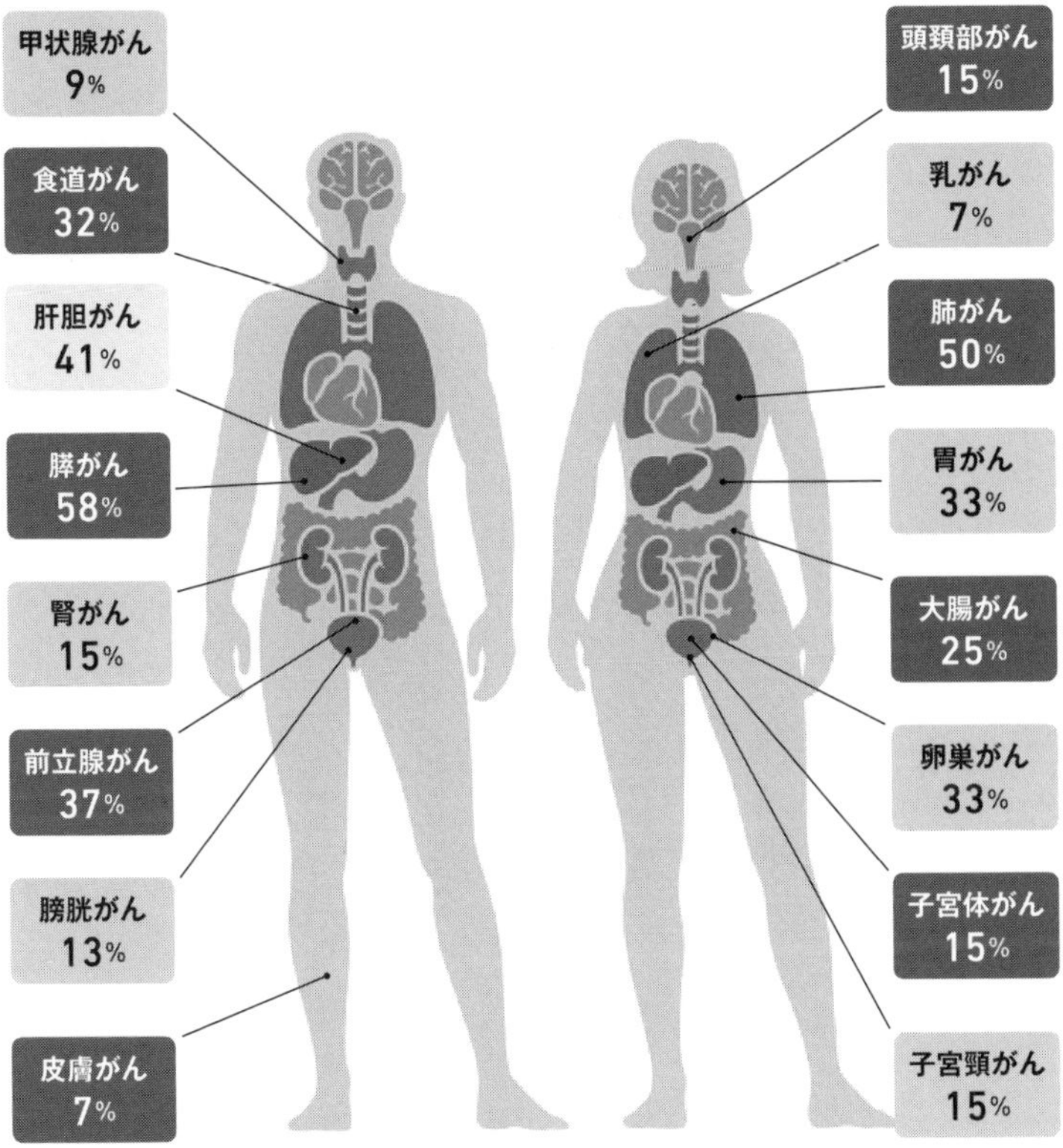
甲状腺がん 9%
食道がん 32%
肝胆がん 41%
膵がん 58%
腎がん 15%
前立腺がん 37%
膀胱がん 13%
皮膚がん 7%
頭頸部がん 15%
乳がん 7%
肺がん 50%
胃がん 33%
大腸がん 25%
卵巣がん 33%
子宮体がん 15%
子宮頸がん 15%

画像：jack0m/GettyImages
出典：＊1より筆者ら作成

一方、**乳がんは乳房のしこり、皮膚がんは皮膚の変化、子宮体がんは性器出血などで、比較的早期でも症状が出やすい**ことが知られています。

初期の段階では症状が出るがんが少ないとはいえ、がんの可能性がある症状を事前に知っておくことは有益です。

がんの症状は千差万別ではありますが、**次のような4つの症状がある場合には、がんがある可能性が高いと考えられます**[*2]。すぐに医療機関を受診してください。

**●症状1――大便に血が混ざる――2~5%が大腸がん**

まずは、大便に血が混ざる症状です。医学用語で「**下血**《げけつ》」や「**血便**」と呼びます。

この症状を起こす代表的ながんは、胃がんや大腸がんなどの消化管のがんです。

胃潰瘍や痔などでも出血することがありますが、**下血・血便の約2~5%に大腸がんが見つかる**[*2]とされていますので、一度でも下血や血便が見られたら、胃カメラや大腸カメラなどの検査をすることをおすすめします。

**●症状2──尿に血が混ざる──目で見てわかる血尿の4～10%が膀胱がん・腎がん**

尿に血が混ざることを「**血尿**」と呼びます。血尿を起こす代表的ながんは、膀胱がんや腎がんなどの尿路系のがんです。血尿は、膀胱炎や腎炎などでも起きます。

肉眼では血尿かどうかわからず、健康診断の尿検査で初めて血尿があるとわかった場合、早期の尿路系のがんが見つかることはまれ（約1%）[*2]です。

一方、**肉眼で血尿がわかる場合は、4～10%に尿路系のがんが見つかる**[*2]とされていますので、一度でも見られたら（ほかの理由で血尿が認められているとはっきりしている場合を除き）できるだけ早く医療機関を受診することをおすすめします。

**●症状3──せきと一緒に血が出る──3～6%が肺がん**

肺や呼吸器から出血し、せきとともに吐き出される「**喀血**《かっけつ》」にも注意してください。この症状を起こす代表的ながんは肺がんです。**喀血の3～6%に肺がんが見つかるとされています**[*2]。

肺炎などでも血痰が出ることがありますが、ヘビースモーカーだったり、高齢であったりする場合は、肺がんになるリスクがさらに高くなります。すぐに医療機関を受診してください。

### ●症状4 ものを飲み込むのが大変——4〜5%が食道がん

食べ物を飲み込むことを嚥下《えんげ》と言い、これが困難であることを嚥下困難と言います。

この症状を起こす代表的ながんは食道がんです。**嚥下困難の4〜5%に食道がんが見つかります。**[*2]

このほかにも、**原因不明の熱、リンパ節の腫れ、寝汗、原因不明の体重減少、原因不明の腰痛、乳房のしこり、異常な性器出血などが注意すべき症状**として挙げられます。

がんが疑われる症状が2週間以上続くようであれば、専門医を受診することをおすすめします。

## 「怖いから放置」はいいことなし

最も怖いのは、このような症状が持続しているのに、医療機関を受診せずに放置してしまうことです。

ある患者さんは、閉経後に異常な性器出血が続いていたにもかかわらず、1年間も放置していました。

知り合いにすすめられて病院を受診したところ、ステージⅢの子宮体がんと診断されてしまいました。

また、別のある患者さんは、乳房にしこりがあることを2～3年前から自覚していましたが、怖くて医療機関を受診せず、放置していました。

乳房のしこりは次第に増大し、皮膚をやぶって出血するようになり、痛みも伴うようになったそうです。その時点で家族が気づき、ようやく病院を受診しましたが、受診した時にはすでに骨への転移を多数起こしており、手術ができない状況でした。

このような事例は、いまだに多く見られます。「がん放置療法」（7頁）の悪影響がいまだに続いていると思います。

何らかの症状が持続したり、症状が悪化している場合には、すぐにでも医療機関にかかってください。

症状がある場合は進行していることも多いのですが、たとえ進行がんだったとしても、いろいろな治療手段の選択肢があります。

がんとうまく共存できる時代になっていますので、まずは怖がらずに医療機関を受診し、医師に相談してほしいと思います。

## 受けるべきがん検診はこの5つ

がんの種類によっては、早期に発見することで早期に治療を始め、命に関わる前の段階で根治できるものがあります。

具体的には、胃がん、大腸がん、肺がん、子宮頸がん、乳がんの5つです。

国立がん研究センターは、この5つのがん検診を推奨しています[*3]（**図表6－2**）。推奨されている検診スケジュールどおりにがん検診を受ければ、がんを早期発見・早期治療できる可能性があります。

図表6－2の推奨グレードに注目してください。

推奨グレードはA～DとIからなり、Aなら利益（死亡率減少効果）が不利益の大きさを確実に上回るので、実施をおすすめします。Bも同様に利益が不利益の大きさを上回りますが、その差はAよりは小さいです。

Cになると利益が不利益とほぼ同等か極めて小さいので、実施はおすすめできません。Dは利益がないためこれも同様です。Iは科学的根拠が不十分であることを意味しており、

図表｜6-2

## 推奨グレードがAかBの検診を受ければよい

——日本で推奨されているがん検診の効果

| 対象部位 | 対象者 | 検診の方法 | 推奨グレード | 判定結果 | |
|---|---|---|---|---|---|
| | | | | 死亡率減少効果の証拠 | 不利益の大きさ |
| 胃がん | 50歳以上男女 | 胃X線検査 | Ⓑ | あり | 利益より小 |
| | | 胃内視鏡検査 | | | |
| | | ペプシノゲン法 | I | 不十分 | 利益より小 |
| | | ヘリコバクターピロリ抗体 | | | |
| 大腸がん | 40歳以上男女 | 便潜血検査 | Ⓐ | あり | 利益より小 |
| | | S状結腸内視鏡検査 | C | あり | 利益と同等の可能性 |
| | | S状結腸内視鏡検査＋便潜血検査 | | | |
| | | 全大腸内視鏡検査 | | | |
| | | 注腸X線検査 | | | |
| | | 直腸指診 | D | なし | — |
| 肺がん | 40歳以上男女 | 非高危険群に胸部X線検査、および高危険群に胸部X線検査と喀痰細胞診 | Ⓑ | あり | 利益より小 |
| | | 低線量CT | I | 不十分 | 利益より大の可能性 |
| 子宮頸がん | 20歳以上女 | 細胞診（従来法） | Ⓑ | あり | 利益より小 |
| | | 細胞診（液状検体法） | | | |
| | | HPV検査を含む方法 | I | 不十分 | 利益より大の可能性 |
| 乳がん | 40-74歳女 | マンモグラフィー単独 | Ⓑ | あり | 利益より小 |
| | 40-64歳女 | マンモグラフィー＋視触診 | | | |
| | 40歳未満女 | マンモグラフィー単独法±視触診 | I | 不十分 | 利益より大の可能性 |
| | 全年齢女 | 視触診 | | | |
| | 全年齢女 | 超音波検査 | | | |

出典：＊3より筆者ら作成

死亡率減少効果を判断する根拠が不十分である検診が該当します。

**読者の皆さまには、グレードAとBに入っているものを受けてほしい**と思います。

日本でのがん検診は、市町村によって多少の違いはありますが、このAとBの検診を行うところが多いです。

なお、日本で推奨されるがん検診は5つですが、アメリカでは胃がんを除く4つのがん検診がすすめられています。[*4]

アメリカでは胃がんの発生率が低いため、検診のメリットが異なると考えられているからです。

また、肺がん検診の胸部X線検査は推奨グレードDで推奨されていません。低線量CTは、ヘビースモーカーなどの高リスク群に対してはグレードBで推奨されています。

このように、国によって検診の科学的根拠のとらえ方は異なっています。検診のあり方には、もう少し議論が必要のようです。

## 検診があまり有効ではないがんもある

検診が有効ながんがある一方で、すべての種類のがんに検診が有効なわけではありませ

図表｜6-3

## 検診では見つからないがんがある
——進行速度によるがんの分類

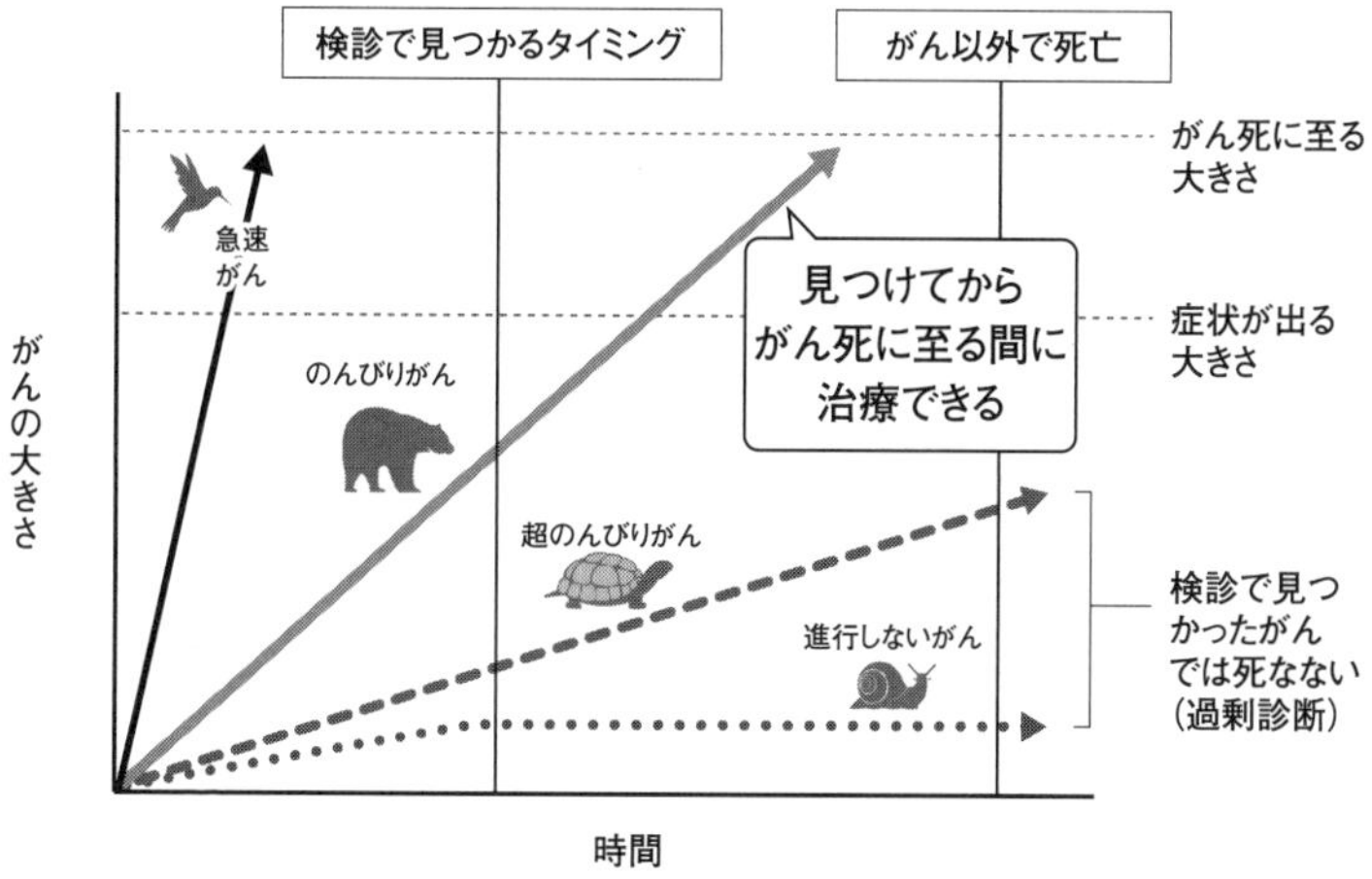
検診で見つかるタイミング
がん以外で死亡
がん死に至る大きさ
急速がん
見つけてから
がん死に至る間に
治療できる
症状が出る大きさ
がんの大きさ
のんびりがん
超のんびりがん
検診で見つかったがんでは死なない（過剰診断）
進行しないがん
時間

出典：＊4より筆者ら作成

ん。がん検診は、進行が非常に速いがんと、非常に遅いがんには向いていないのです。

がん患者さんの中には、毎年人間ドックを受けても異常がなかったのに、その後2カ月間で急にお腹がふくれ、調べたらステージⅣの卵巣がんだと診断された方もいます。

これは、検診や人間ドックでがんが見落とされたのではありません。

たしかに一部には、検診の精度をしっかり管理していなかったために見落とされるケースはあります。

しかしこの方の場合は、非常に速く進行するがんだったため、毎年の人間ドックでは見つけられなかったのだと考えられました。

**図表6－3**は、米国国立がん研究所のホームページに掲載されているグラフを参考に、私たちが作成したものです。*5

がんの種類を進行速度別に4つに分類しています。（1）急速がん、（2）のんびりがん、（3）超のんびりがん、（4）進行しないがんです。

このうち**検診が向いているのはのんびりがん**で、ほかは検診が有効ではないことがしばしばあります。

ですから、**がん検診を受けているからと言って、必ずしもがんが早期発見できるわけではないのです。**

## 「急速がん」は検診で見つけられないが、抗がん剤がよく効く

**急速がん**（急速に進行するがん）**の代表として挙げられるがんは、急性白血病、胚細胞性腫瘍、小児がん**です。進行の速い卵巣がんや膵がんなども含まれます。

これらのがんは**急速に進行するために、定期的に検診をしても見つけるのが難しいことが知られています。**

毎年どころか、半年ごとに検診を受けていても見つからない場合があります。

検診が有効でないからと言って、治療できないことはありません。**急速がんには抗がん剤がよく効きます。**抗がん剤は、分裂が活発で増える速度が速いがんに効きやすいからです。

急性白血病や胚細胞性腫瘍は、抗がん剤の発達により治療成績が飛躍的に向上し、治癒する患者さんが増えました。

進行の速い卵巣がんや膵がんに対する抗がん剤の開発も進んでいます。

急速がんについては、検診で早く見つけるというよりも、よりよい治療法を開発することが求められます。今後も研究が続けられることでしょう。

## 「超のんびりがん」は、見つけてもがんで亡くならない

急速がんだけでなく、**超のんびりがん**（進行が非常に遅いがん）**や進行しないがんにも検診は向いていません。**

**超のんびりがんの代表は前立腺がん、進行しないがんの代表は甲状腺乳頭がん**です。

再び図表6－3を見てください。のんびりがん（進行が遅いがん）、超のんびりがん、進行しないがんは、定期的な検診で見つけることができます。

このうち超のんびりがんは進行が非常に遅いため、検診をしないで放っておいても症状が出ることはなく、転移もせず、がんで亡くなることがありません。

また、進行しないがんは、その名のとおりがんと診断されても進行しません。

すなわち、**超のんびりがんと進行しないがんは、検診を受けなければ見つかることはなく、多くの場合、がんで亡くなることもない**のです。

逆に、**検診を受けたがために、見つからなくてもよかったはずのがんが見つかってしまい（過剰診断）、治療しなくてもよかったのに過剰に治療されることもあります**（過剰治療）。

過剰治療は、不必要に体にメスを入れたり、不要な薬を投与したりすることになるため、体にダメージを与えてしまうので避けなければなりません。

超のんびりがんや進行しないがんを多く含むがんは、検診をすることでがんの発見率は向上しても、死亡率は低下しないことになります。

## 前立腺がんの60%は進行しない

**がんの過剰診断は、前立腺がんのほか、甲状腺がん、肺がんの一部にもある**ことがわかってきました。

図表｜6-4

## 甲状腺がんを早く発見しても死亡率は改善しない
――韓国での甲状腺がん発生率と死亡率

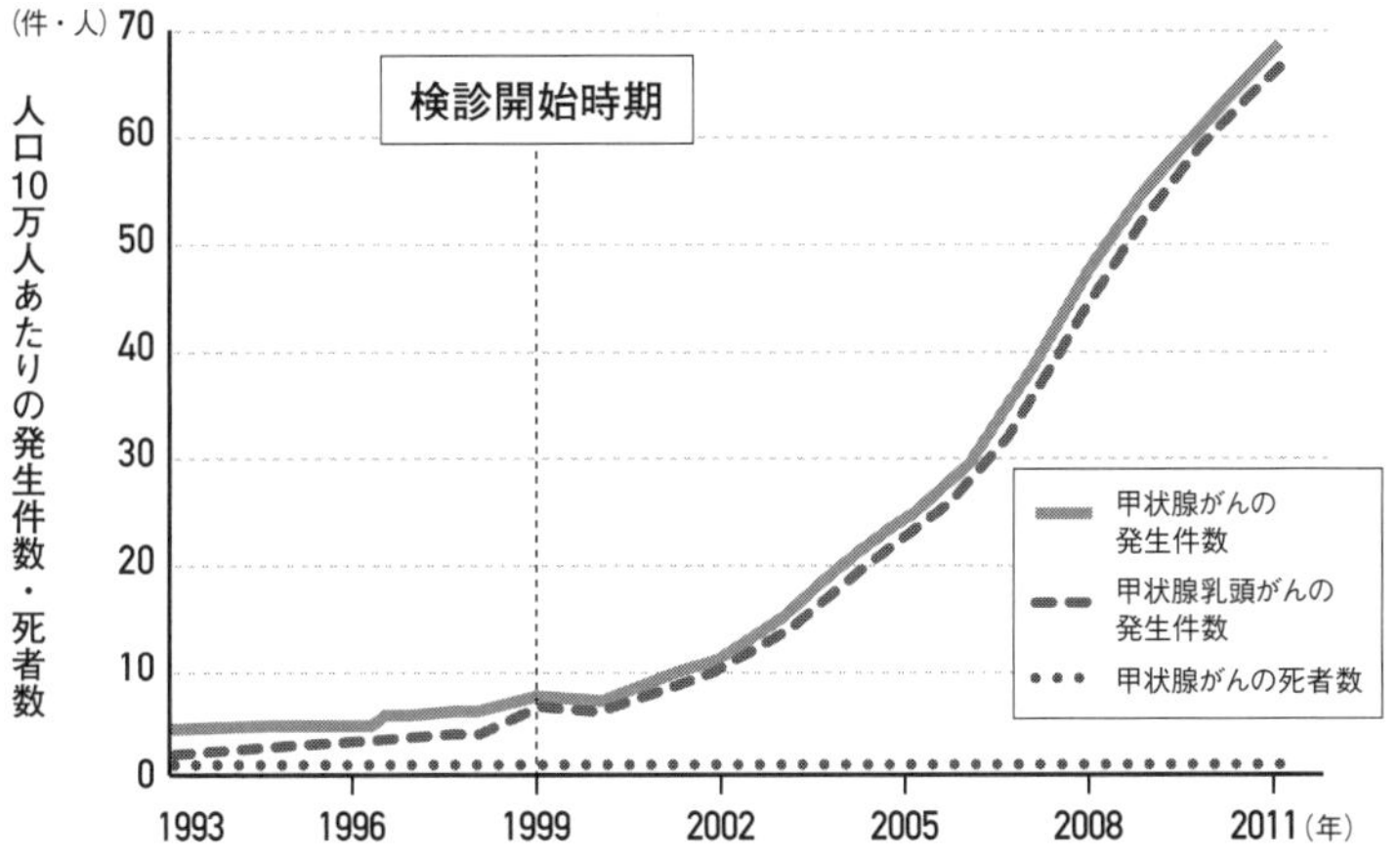

（件・人）
人口10万人あたりの発生件数・死者数
70
60
50
40
30
20
10
0
検診開始時期
甲状腺がんの発生件数
甲状腺乳頭がんの発生件数
甲状腺がんの死者数
1993
1996
1999
2002
2005
2008
2011（年）


出典：*7より著者ら作成

**検診で見つかるがんのうち、前立腺がんは約60%、肺がんの約50%が過剰診断されたがんである可能性がある**とも指摘されています。[*6]

甲状腺がんの過剰診断は、韓国で大きな問題になったことがあります。

1990年代後半から、韓国は国をあげてがん検診に取り組んでいました。甲状腺がんの超音波検診も比較的安価でできることから、多くの医療機関で始められています。

その結果、2011年には、検診開始前と比較して約15倍の4万人以上が甲状腺がんと診断されました。

がん検診がうまくいくと、がんでの死

亡率が低下することが予想されます。
しかし、韓国における甲状腺がんの死亡率には、ほとんど変化がなかったことが明らかになっています[*7]（**図表6-4**）。

甲状腺がんの検診で見つかったのは、本来なら放っておいても命に関わらない過剰診断されたがんであるということです。

このように、検診で見つかったがんの中には、過剰診断されたがんが含まれています。検診でがんが見つかり、治療を受け、それでがんが治ったとしても、「検診を受けて早期発見・早期治療ができてよかったね」となるときとならないときがあることに注意してください。

のんびりがんのみ、放っておくと進行がんになって人を死に至らしめるため、検診に向いていきます。つまり、のんびりがんの割合が多いがんには、検診が有効だと言えます。
**のんびりがんの割合が多い代表的ながんは、乳がん、大腸がん、子宮頸がん、肺がん、胃がん**です。

たったの5種類だけでは意味がないのではと思う方もいるかもしれないですが、そんなことはありません。

この5つは日本人にとてもよく起こるがんばかりですので、検診を受けるメリットは十分にあります。

しかし、がん検診の話がややこしいのは、**同じ種類のがんでも、先ほど説明した進行速度の異なる4つが交じり合っている**ことです。

たとえば、先ほどはのんびりがんだと述べた**乳がんの中には、急速がんもあれば、超のんびりがんもあります。**

毎年検診を受けていても見つからない急速に進行する乳がんもあれば、非常にゆっくりとした進行で、決して命を落とすことのない乳がんもあります。

先ほど60%は進行しないと述べた前立腺がんの中にも、進行性のものがあります。

がんと診断された時点で、このがんは超のんびりがん、もしくは進行しないがんなのかがわかればよいのですが、問題なのは、診断時には見分けがつかないことです。

後で過剰診断だとわかるにしても、手術などの治療をせざるを得ないのです。

前立腺がんや甲状腺がんの一部では、診断基準を設けて、様子を見てもよいがんを定義づける試みがされています。ほかのがんでも今後こういった研究が進んでいくでしょう。

## 民間で行われている3つの検診事業

PET検査や腫瘍マーカー（CEAやCA19-9など）検診といった民間の検診事業で行われているものはどうでしょうか。

結論から先に言うと、これらはメリットよりもデメリットのほうが大きいと考えられているのでおすすめしません。

繰り返しになりますが、がん検診はとにかく受ければよいのではありません。過剰診断が少なく、本当はがんがないのに誤ってがんであると診断されてしまう可能性（偽陽性）が低く、死亡率の低下が示されているもののみを受けるべきでしょう。

### ●検診1　腫瘍マーカー検診——感度が低すぎる

CEAやCA-19-9などの腫瘍マーカーは、私たち医師が臨床現場で一般的ながんの診断の補助（すでにがんと診断されている方に対するがんの進行度の評価など）に使っている腫瘍マーカーであり、検診目的（がんがあるかどうかの評価）で使用することは推奨されま

**せん**。がん検診に使うには感度が低く、がんを見逃してしまうことが多いからです。

ここでいう「感度」とは、がんになっている人をがんになっていると正しく判定する確率のことを指します。

CEAの大腸がんに対する感度は46％との報告があります。[*8]

これは、大腸がんの患者さん100人がCEA検査をした場合、46人には異常（CEA高値）という結果が出るものの、残りの54人には正常という結果が出ることを意味しています。

つまり、**この検査を検診で用いた場合、100人中54人の大腸がん患者さんを見逃してしまう**（間違って正常と診断してしまう）のです。

また、胃炎、消化性潰瘍、憩室、肝疾患、COPD（慢性閉塞性肺疾患）、糖尿病を患っていたり、喫煙者だったりするとCEAは高値になることが知られています。[*9] すなわち、偽陽性が高いのです。

### ●検診2――PSA検診――死亡率を減らさない

前立腺がんに対するPSA検診はどうでしょうか。

PSA検診について、複数のランダム化比較試験のメタアナリシスが行われた結果、**前**

**立腺がんの死亡率を減らさない**と結論づけられています。[*10]

アメリカで予防医療のガイドラインを作成している米国予防医学専門委員会（USPSTF）に掲載された研究では、55歳～69歳の男性に対して、死亡率低下はわずかであり、過剰診断や偽陽性が多いため、[*11]デメリットも多いことがわかりました。

さらに、70歳以上の男性には、PSA検診を受けるメリットが認められなかったため、行わないことが推奨されています。

## ●検診3――PET検査――見逃しが多い

PET検査とは、がん細胞がぶどう糖を取り込む性質を利用して、ぶどう糖に近い成分（FDG）を体内に注射し、しばらくしてから全身の撮影をし、がんを診断しようとする検査です。

実際にがんでない人が、正常（がんがない）だと診断される確率（**特異度**）が約95%と高く、近年多くのがんの病期診断などに使われるようになってきました。

しかし、**検診としてすすめるだけの科学的根拠はない**のが現状です。

国立がん研究センターの研究では、PET検査は従来の検査に比べて、感度が18%と低かったと報告されています。

つまり、従来の検査ではがんが見つかるのに、PET検査では見落とされているという**偽陰性率**が82%と高かったのです。[*12]

特に、消化管がんをPET検査で早期診断することはかなり困難です。胃がんや大腸がんなどの検査には、内視鏡や便替血検査のほうが優れています。

PET検査は検診で使うというよりは、ほかの検診で「要精査」とされた時の精密検査として使われるべき検査であり、症状がまったくない一般検診で使うための検査法ではありません。

「PET検査をすればほかのがん検診をやらずにすむ」などと宣伝している施設もありますが、感度が低く、見逃しも多く、むしろほかの検査にしたほうががんが見つかりやすいので、安易な宣伝に惑わされないようにしてください。

**読者の皆さまががん検診を受ける際は、がん検診のメリット、デメリットを考慮に入れたうえで、191頁のグレードA、Bのものを受ければよいでしょう。**

ほかの検診でもがんを発見できる可能性がないわけではありませんが、がんがないのにがんがあると誤って診断してしまうリスクがあり、そのために余計な追加検査や治療を受けなくてはいけない場合もあるというデメリットのことも覚えておいてください。

第7章

# がんを防ぐために普段の生活で何ができるのか

# がんになるリスクを上げる2つの食品

第4章で述べたとおり、「がんになったのは過去の生活習慣が悪かったから」と考えることは適切ではなく、事実を正しく反映しているとは言えません。

一方で、複数の研究によって、がんになるリスクを上げたり下げたりすることが明らかになっている生活習慣があります。

がんになっていない人が、事前にがんになるリスクをコントロールすることができるならば、それに越したことはありません。

この章では、がんになるリスクを下げるために、普段の生活で何ができるかについて説明します。

生活習慣と言ってもいろいろありますが、まずは食事に注目しましょう。

第3章では、食事でがんを治すことはできないと説明しました。その一方で、がんになるリスクは、食事をはじめとする生活習慣によって上下することが知られています。

つまり、**食事でがんを治すことはできませんが、ある程度は予防できます。**

ここで注意して頂きたいのは、「食事でがんを予防できる」というのは、食事を変えることによってがんになるリスク（確率）を下げることができるということです。

あくまで確率の話ですので、どれだけ食事に気をつけていても、がんになるリスクをゼロにすることはできません。

私たちが日々口にするものの中に、がんになるリスクを上げるものがいくつかあります。その代表的なものが（1）ハムやソーセージなどの加工肉および赤い肉（牛肉や豚肉）と（2）塩分の2つです。

**●食品1――加工肉と赤い肉――ベーコン1日3枚ごとに大腸がんリスクが18％増**

2015年10月に、世界保健機関（WHO）の専門機関である国際がん研究機関（IARC）が、このような発表[*1]をしました。

「加工肉は発がん性があり、赤い肉はおそらく発がん性があると考えられる」

数多くの研究結果をもとに、IARCはハムやソーセージなどの加工肉をグループ1（人に対して発がん性があるグループ）に、牛肉や豚肉などの赤い肉をグループ2A（人に対しておそらく発がん性があるグループ）に分類しました。

グループ1には発がん性の科学的根拠が最も強い119の物質が含まれており、加工肉のほかにタバコやアスベストなどが含まれています。

加工肉の場合、**1日あたりの摂取量が50g（ホットドッグ1本、ベーコンスライス3枚）増えるごとに、大腸がんになるリスクが18%増加する**と報告されています。

**赤い肉の場合、1日あたりの摂取量が100g増えるごとに、大腸がんになるリスクは17%増加する**と報告されました。

なお、赤い肉とは、4本足の動物の肉のことを指します。**牛肉や豚肉だけでなく、羊肉や馬肉もこの赤い肉に含まれます**。

豚肉は一見すると白っぽくて赤くありませんが、分類上、赤い肉に含まれます。

羊肉や馬肉は脂が少なく、健康的な肉だというイメージがあるかもしれませんが、こと大腸がんになるリスクとの関係においてはそうではなさそうです。

「赤い」と言っても、いわゆる赤身肉だけを指すのではありません。牛肉のうち、脂の入った霜降り肉に対して、フィレのように脂の少ない部位のことを赤身肉と呼ぶことがありますが、この**赤身肉と赤い肉は別**です。

つまり、部位（脂の多さ）にかかわらず牛肉はすべて赤い肉であり、大腸がんになるリスクを上げる可能性が報告されています。

赤い肉と言うからには、ほかの色の肉もあるのかと思った方もいるかもしれません。

4本足の動物の肉は赤い肉に分類される一方、鶏肉は白い肉に分類されます。

赤い肉は大腸がんになるリスクを上げる可能性がありますが、白い肉はそのリスクがない健康的な肉だと言えます。

日本人は欧米人と比べ、加工肉や赤い肉の摂取量が少ないから大丈夫だという主張を耳にすることがあります。

しかし、必ずしもそうとは言えません。**日本人によるデータでも、加工肉や赤い肉の摂取量が多い人のほうが、大腸がんになるリスクが高いことが明らかになっている**からです。

国立がん研究センターの研究者が、岩手県から沖縄県まで広い地域に住む45～74歳の約8万人を8～11年間追跡した研究[*2]があります。

その結果、日本人においても加工肉や赤い肉の摂取量が多い人ほど、大腸がんになるリスクが高いことがわかったのです。

大腸がんは、肛門に近い直腸にがんができる直腸がんと、肛門から遠い部分にがんができる結腸がんの2つに分けられます。

日本人のデータでは、この結腸がんで、加工肉や赤い肉の影響が認められました。女性においては、1日あたり104gほどの赤い肉を摂取している人は、15gほどしか摂取していない人と比べ、結腸がんになるリスクが8%高かったことがわかりました。

一方で男性においては、統計的に有意(偶然では説明できない強い関係性が認められること)ではなかったものの、やはり赤い肉の摂取量が多い人ほど結腸がんになるリスクが高い傾向が認められました。

保存料などが健康に悪いのだから、デパートの地下の食品売場や肉屋で売っている自然な方法で作られたハムやソーセージなら問題ないのではないか、と思う方もいるかもしれません。

しかし、残念ながらそういった問題ではありません。加工肉は塩漬けや燻煙などの調理過程で多環芳香族炭化水素（ＰＡＨ）という物質が発生していて、それがさらにがんになるリスクを上げている可能性が示唆されています。[*1]

保存料が入っていないからといって、発がん性がないわけではないと考えられているの

図表｜7-1

## 塩分の摂取量が多い人ほど胃がんのリスクが高い
### ――塩分摂取量と胃がん発生率の関係を調べた福岡県での調査

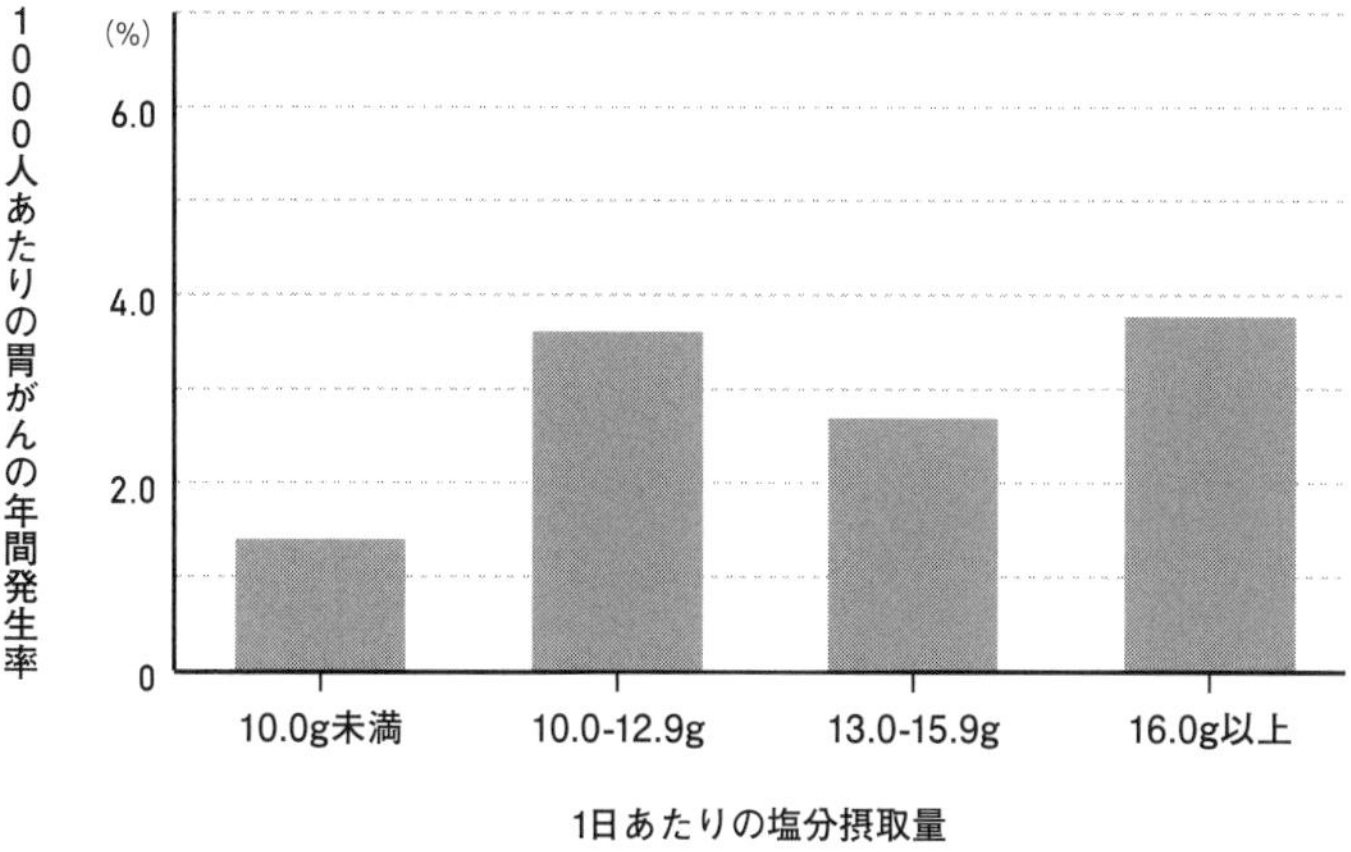


出典：*4より筆者ら作成

※1日あたりの塩分摂取量が10.0g未満の人たちと比べて、10.0g以上の人たちは統計的に有意に胃がんの発生率が高かった。

です。

### ・食品2―塩分――1日10g以上で胃がんになるリスクが2倍

複数の観察研究[*3]により、塩分、そして冷蔵庫が普及する前に保存食として食べられていた塩漬けの魚、肉、野菜の摂取量が多い人ほど、胃がんになるリスクが高いことが報告されています。

たとえば、福岡県の久山町で2476人の住民を14年間追跡した研究[*4]によると、**塩分摂取量が1日10g以上の人は、10g未満の人と比べて胃がんになるリスクが2倍以上も高い**ことが明らかになっています**（図表7−1）**。

これは年齢、性別、ピロリ菌感染の有

無、胃がんの家族歴など、塩分摂取量以外の要因の影響を取り除いても変わりませんでした。

胃の粘膜は胃壁を守っていますが、塩分濃度の高い液体が加わると粘度が変わってしまい、胃壁が硝酸塩のような発がん性物質にさらされてしまうため、胃がんになるリスクが上がるというメカニズムが考えられています。

また、胃粘膜に炎症を引き起こす作用が塩分そのものにあると知られており、それによる慢性炎症が胃がんの原因になっている可能性も示唆されています。

## 肥満はがんになるリスクを上げる

食べ物とがん予防の関係を説明するうえで、多くの方が気になっているであろう食品といえば、糖質でしょう。

「がん細胞は分裂が速くて多くの糖質を必要とするので、糖質を摂取すると、がんになるリスクが上がる」と耳にすることが多くなりました。しかし、これは間違いです（111頁）。

図表｜7-2

## 太っている人ほどがんになりやすい
――BMI25未満の人を1としたときのBMI40以上の人ががんになるリスク

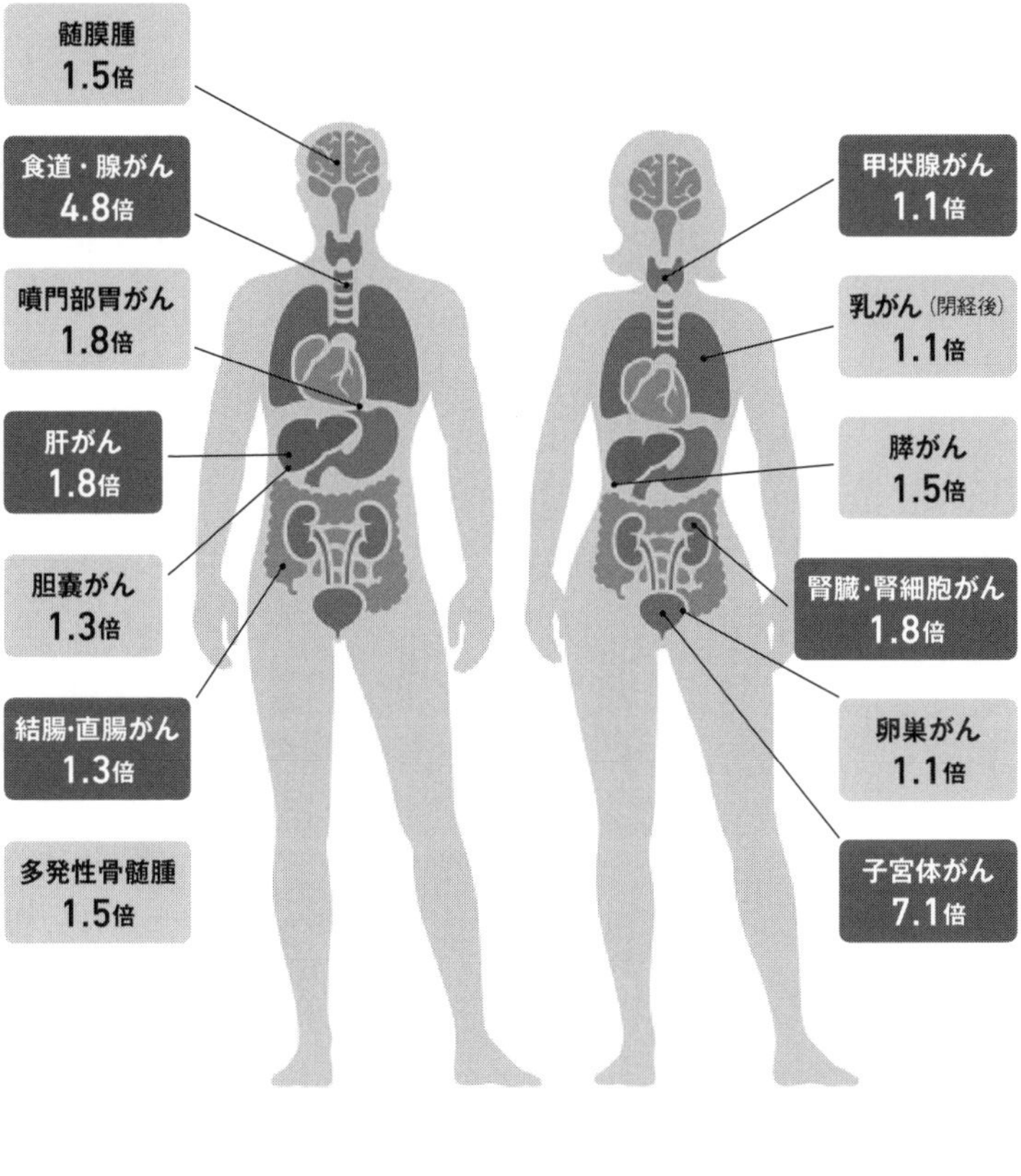

髄膜腫
1.5倍
食道・腺がん
4.8倍
噴門部胃がん
1.8倍
肝がん
1.8倍
胆嚢がん
1.3倍
結腸・直腸がん
1.3倍
多発性骨髄腫
1.5倍
甲状腺がん
1.1倍
乳がん（閉経後）
1.1倍
膵がん
1.5倍
腎臓・腎細胞がん
1.8倍
卵巣がん
1.1倍
子宮体がん
7.1倍


画像：jack0m/GettyImages
出典：＊6より筆者ら作成

たしかにがん細胞は普通の細胞よりも分裂が速く、多くの糖質を必要としています。

しかし、がん細胞が多く必要としているのは糖質に限りません。

そもそも、がん細胞は頻繁に分裂しているので、アミノ酸や脂質などのほかの栄養も大量に必要としています。

さらに言うと、糖質を必要としているのもがん細胞だけではありません。

正常な細胞ももちろん糖質を必要としています。


**糖質を制限した食事が、がんになるリスクを下げるという科学的根拠はありません**。

また、がんと診断された患者さんが糖質を制限することで、がんが治ったり、生存期間が長くなったりするという研究結果もありません。

つまり、現時点では、がんの予防や治療のために、糖質を制限する必要はないと考えられています。[*5]

糖質が直接的にがんになるリスクを上げることはないと考えられてはいるものの、糖質が間接的にがんのリスクを変えうるメカニズムがあります。それは肥満です。

数多くの研究[*6]によって、**肥満は実に13種類ものがんになるリスクを上げる**と報告されて

図表｜7-3

## がんになるリスクを下げる5つの食べ物

| 食品 | リスクを下げるがんの種類 |
|---|---|
| 1. 魚 | 乳がん（*7）、大腸がん（*8）、肺がん（*9） |
| 2. 野菜・果物 | 大腸がん（*10）、肺がん（*11） |
| 3. 全粒穀物（玄米、全粒粉など） | 大腸がん（*12-13） |
| 4. ナッツ類 | 大腸がん（*14）乳がん（*15） |
| 5. オリーブオイル | 大腸がん（*14）乳がん（*15） |

おり、先ほど述べたIARCも、やせることが複数の種類のがんの予防に有効であると結論づけています（**図表7－2**）。

糖質そのものはがんを引き起こすことはないものの、糖質（精製された炭水化物）の摂取量が多い人ほど太りやすいことが知られています。

そして、肥満になると、がんになるリスクが高まる可能性が示唆されています。

## がんになるリスクを下げる5つの食品

逆に、がんになるリスクを下げることが知られている食べ物もあります。（1）魚、（2）野菜と果物、（3）玄米・全粒粉・雑穀類のような精製されていない炭水化物、（4）ナッツ類、（5）オリーブオイルの5つです。

それぞれの食べ物がどの種類のがんになるリスクを下げることが報告されているかを**図表7－3**にまとめました。[*7-15]

たとえば、玄米や全粒粉などの雑穀類の摂取量が多い人ほど、大腸がんになるリスクが低かったという研究結果があります。

果物や野菜の摂取量が多い人ほど、大腸がんになりにくいという報告もあります。

エクストラバージンオリーブオイルやナッツの摂取量を増やすことで、乳がんになるリスクが下がったというランダム化比較試験の結果もあります。

これらを積極的に摂取することは、がんになるリスクを下げる可能性があります。

しかし、食事のバランスも重要ですので、特定の食品ばかりを食べるなどの極端に偏った食事にならないようにすることも忘れないようにしてください。

## お酒は少量なら体によい？　悪い？

お酒を人生の楽しみにしている方も多いでしょう。

お酒を飲むことで楽しい気分になり、ストレスを発散する方もいれば、気の置けない友人とワイワイお酒を飲む雰囲気が好きな方もいると思います。

会社の同僚や取引相手と頻繁にお酒を飲んでいる方もいるでしょう。

そんな方にとって、お酒が健康に悪いかどうかは気になるのではないでしょうか。

お酒、すなわちアルコールについては、健康に悪いという話もあれば、少量ならばむしろ健康によいという話もあり、本当のところはどうなのかわからず、困っている方も多いようです。

アルコールと健康の関係に諸説あるのには理由があります。

複数の研究結果によると、今のところ2つのことが言えそうです。

**脳梗塞や心筋梗塞などの動脈硬化で血管が詰まる病気については、アルコールは少量であればリスクは下がる**（しかし大量に飲むとリスクは上がる）と報告されています。[*16]

その一方で、**がんについては、アルコールは少量でもリスクが上がる**（飲む量が増えるほどリスクが高くなる）ことが明らかになっています。[*17-18]

このように、病気の種類によってアルコールの影響の仕方が異なるため、アルコールは少量ならよいという情報と、少量でも健康に悪いという情報が混在しているのです。

少量ならばアルコールは健康によいのではないかという話は、フランス人の食生活に関するある現象から来ています。

もともと脂肪の摂取や喫煙は、動脈硬化を起こして脳梗塞や心筋梗塞につながると昔から知られていました。

ところが、フランスではバターなどの健康に悪い脂肪をたくさん摂取し、喫煙率も高いにもかかわらず、近隣諸国よりも心筋梗塞の死亡者が少ないのです。

これは**フレンチ・パラドックス（フランスの逆説）**と言われていました。

フランス人はワインの摂取量が多いため、ワインが健康によい働きをしているのではないかという仮説がここに生まれます。

その後、複数の研究によって、アルコールは少量であれば動脈硬化を原因とした病気によって死亡する確率を減らす可能性があると報告されました。

こうして、アルコールは少量であれば健康によいと信じられるようになります。

たとえば、2018年4月に世界的に権威ある医学雑誌『ランセット』誌に掲載された論文[*19]では、今までに行われた83の研究結果を統合して解析したところ、アルコール換算で週100gまでであれば、脳梗塞や心筋梗塞による死亡のリスクは上がらないと報告されました。

では、脳梗塞や心筋梗塞以外の病気についてはどうでしょうか。

実は、**たとえ少量でもアルコールはがん（特に乳がん）になるリスクを上げる可能性がある**と以前より報告されていました。

## 最も健康によい飲酒量はゼロである

要は、**少量のアルコールが健康によいかどうかは、動脈硬化への影響とがんへの影響との綱引きで決まります**。

結局のところ健康への影響はどうなるのかを総合的に評価した論文[*20]が、２０１８年８月に『ランセット』誌に掲載されました。

この論文は、世界１９５カ国で実施された５９２の研究を統合した非常に大規模な研究です。心筋梗塞や乳がんを含む23個の健康指標とアルコールの関係を評価しました。

その結果、健康リスクを最小化する飲酒量について、最も信頼できる値は０であり、95％の確率で０〜０・８の間に収まるという結果でした。

この結果を受け、論文の著者は、**最も健康によい飲酒量はゼロである**と結論づけました。

では、私たちはどのように生活習慣を変えればよいでしょうか。

**がんが心配な方には、アルコールの摂取量を最低限に抑えることをおすすめします。**がんになるリスクは、飲酒量がゼロのときがいちばん低いと報告されているからです。

もちろんそれでは人生がつまらなくなってしまう方もいるでしょう。そういう方は飲酒の量をできるだけ控えめにして、節度ある量をたしなむようにしてください。

お酒は量を減らせば減らすほど、がんになるリスクが下がると考えられるからです。

## 運動は大腸がんと乳がんになるリスクを下げる

がんになるリスクを下げるためにできることは、食生活の改善だけではありません。運動も当てはまります。

現代人はパソコンやテレビの前に座っている時間が増えていますが、それによってがんになるリスクが上がるという研究結果があります。

複数の研究を統合したメタアナリシス[*21]によると、**デスクワークなどの座りがちの生活をしている人ほど、乳がん、大腸がん、子宮内膜がん、上皮性卵巣がんになるリスクが高い**と報告されています。

運動をすることでリスクが下がると報告されているがんがいくつかあります。

その中で最も科学的根拠がしっかりしているのが、大腸がんと乳がんです。

21個の研究をまとめたメタアナリシス[22]によると、**最も運動していたグループは、最も運動していなかったグループと比較して、大腸がんになるリスクが27％低い**と報告されています。別の研究[23]では、**運動は大腸がんだけでなく、（がんになる前の）大腸ポリープのリスクも15％下げる**と報告されているのです。

アメリカのカリフォルニア州の女性教師を対象とした研究[24]によると、運動している人ほど、エストロゲン受容体陰性という乳がんになるリスクが低い一方で、エストロゲン受容体陽性というタイプの乳がんになるリスクは変わらないと報告されています。

約8万人の日本人のデータを用いた研究では、**運動している人は運動していない人と比べて、男性では大腸がん、肝がん、膵がんのリスクが低く、女性では胃がんのリスクが低い**とされています[25]。

運動はがんになるリスクを下げるのに効果的なだけではありません。がんと診断された人にとっても、運動はよさそうです。

複数の研究[26-27]によって、**がんの治療中および治療後の人が適度な運動をすることは、健康状態を改善するだけではなく、生活の質を向上させ、倦怠感が減る**と報告されています。

## 長年タバコを吸っていても、今から禁煙すれば肺がんになるリスクを減らせる

タバコを吸うことで肺がんになるリスクが高まる可能性があることがはじめて報告[28]されたのは、1912年のことです。

その後、数多くの研究[29]が行われ、喫煙は肺がんのリスクを上げることが証明されました。タバコにさらされる期間が長ければ長くなるほど肺がんのリスクが高くなることが複数の研究から明らかになっています（**図表7-4**）[30-31]。

**ヘビースモーカーが生涯のうちに肺がんになるリスクは実に30%に上るのに対して、喫煙したことがない人のリスクは1%に満たない**とされています[32]。その差は実に30倍です。

では、すでにタバコを吸っている人は、どれくらいの期間タバコを止めれば、肺がんになるリスクが元通りになるのでしょうか。

禁煙することで肺がんになるリスクは90%下がるという報告から、20%しか下がらない

図表｜7-4

## タバコにさらされた期間が長いほど肺がんになるリスクが高い

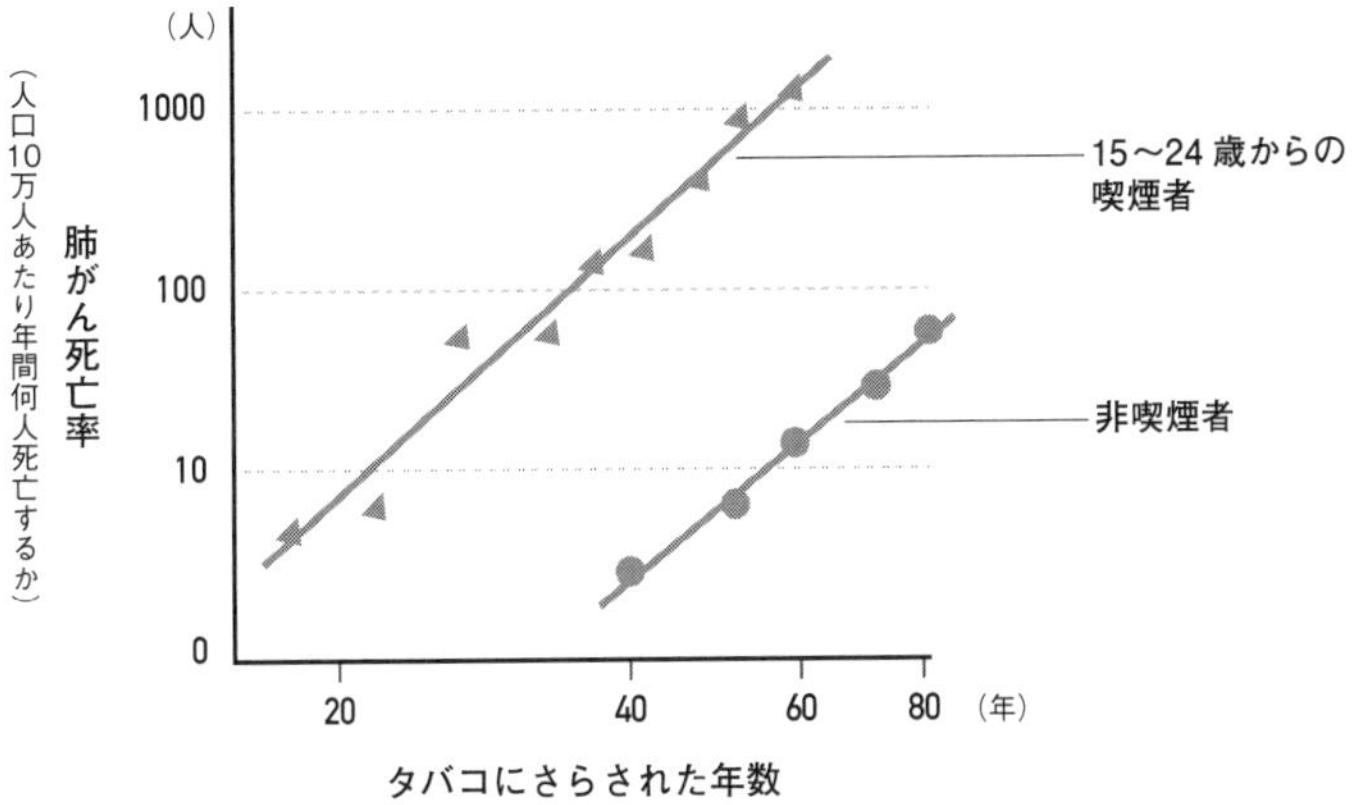


出典：＊30-31 より筆者ら作成

図表｜7-5

## 禁煙するタイミングが早いほど肺がんになるリスクが下がる——禁煙者と喫煙者における生涯の肺がんになるリスク

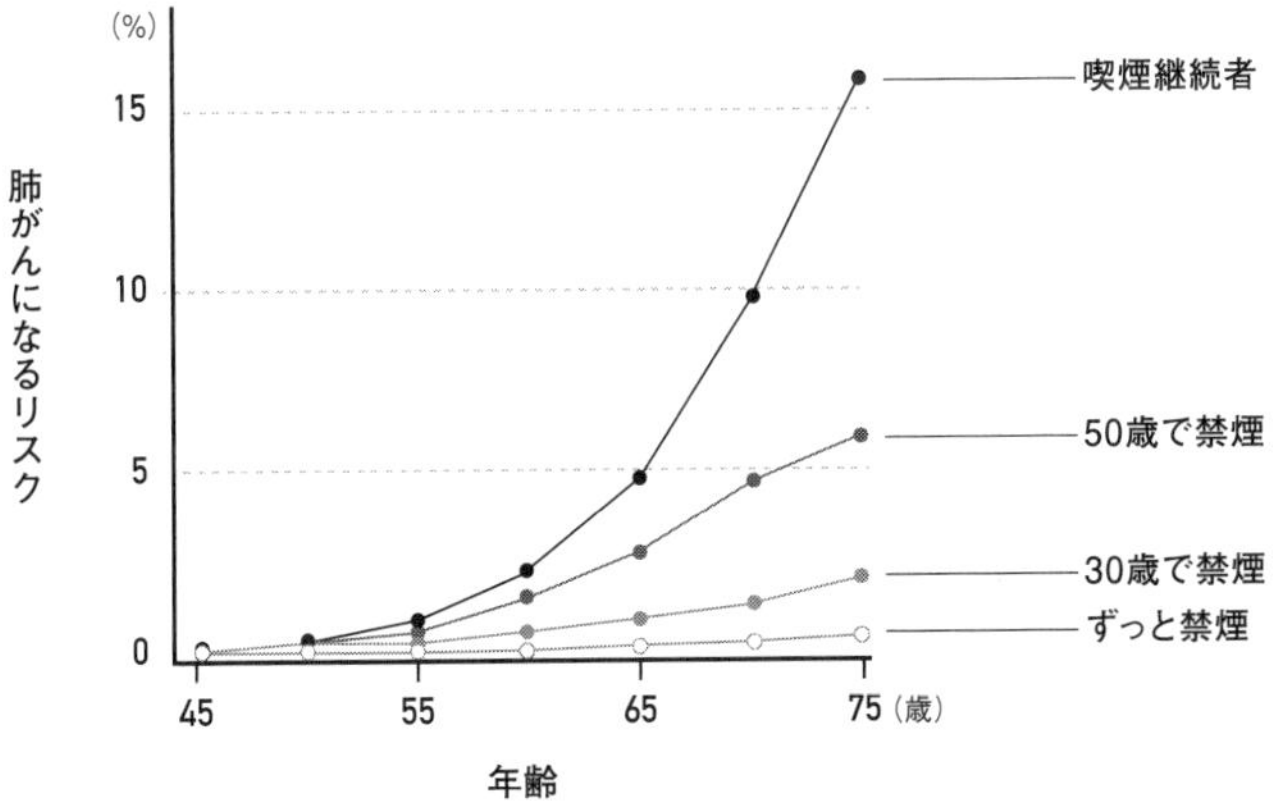


出典：＊34 より筆者ら作成

という報告まで、いろいろな報告があります。

ある研究によると、**喫煙者が15年間にわたって禁煙すると、肺がんになるリスクは80〜90％下がった**と報告[*33]されています。

しかし、それでも喫煙したことがない人と比べると、肺がんになるリスクはまだ高め[*34]であるとされています（**図表7－5**）。

20万人のデータを解析した研究[*35]によると、**喫煙者が禁煙することで余命が6〜10年延びる**と推定されています。

複数の観察研究を統合したメタアナリシス[*36]によると、早期の非小細胞性肺がんと診断された喫煙者のうち、喫煙を続けた人は、そうでない人と比べて死亡率が約3倍、再発率が約2倍高かったと報告されています。

**肺がんと診断され、現在治療中の患者さんにとっても、禁煙は効果的**です。

小細胞性肺がんについては、喫煙を続けた人は、そうでない人と比べて死亡率が約2倍、2つめの原発がんが発生する確率が4・3倍、再発率が1・3倍高かったのです。

この結果、たとえば65歳の早期の非小細胞性肺がん患者さんが喫煙を続けた場合、5年生存率が33％であるのに対して、禁煙した場合には70％まで改善すると推定されました。

小細胞性肺がんでは、喫煙を続けた場合、5年生存率が29％であるのに対して、禁煙した場合には63％であったと報告されています。

## ストレスががんを引き起こす科学的根拠はない

職場の人間関係、将来への不安など、ストレスは現代人にとっては避けては通れない問題です。

ちまたには、ストレスががんの原因になっていると主張している人たちもいます。

この主張は正しいのでしょうか。

米国国立がん研究所は、**ストレスががんの原因となるという信頼できる科学的根拠は存在しない**[*37]と報告しています。

マウスを用いた動物実験レベルでは、ストレスはがんの進行を速めたり、転移を促進したりすると報告されていますが[*37]、人間を対象にした研究は限られています。

1413人の乳がん患者さんにおいて、βブロッカーという血圧を下げる薬を使っていた人ほど、再発率が低かったという報告[*38]があります。

実はこのβブロッカーは、ある種のストレスホルモンを下げる効果があると言われていますので、ストレスががんの進行に関係している可能性が示唆されています。

ストレスががんの進行に影響を与えている可能性は否定できないものの、現時点ではストレスががんの成長を速めるという信頼に足る科学的根拠はありません。さらには、ストレスががん自体を引き起こすことを示唆した質の高い研究も存在しません。

もちろん日々ストレスなく幸せに過ごせるに越したことはないですが、ストレスががんの原因になったり、一度がんと診断された人のがんの進行スピードを速めたりするとは言えなそうです。

おわりに

# この本は「情報のワクチン」である

がんはとても複雑で難しい病気です。内容が多岐にわたる上、まだ明らかにされていないこともたくさんあります。

私たち3人で協力しながら試行錯誤を重ね、できるだけ科学的でありながらわかりやすくてやさしい本を目指しました。

その思いの一端でも伝わっていれば幸いです。

**この本は、がんに関する「情報のワクチン」です。**本書でトンデモ医療情報への免疫をつければ、だまされることは格段に減ると思います。

すでにがんを告知されてしまった方のみならず、現在健康な方にもきっと有益なはずです。この本で得た知識は、ぜひとも家族や友人などの周りの方にも共有してください。

情報は、ときに人の命を奪い、また救いもします。

病院に来る前に怪しい治療法を信じてしまったがん患者さんの中には、病院に来なくなってしまう方もいます。いくら最高の治療法（標準治療）に保険が適用され、安価に提供されていても、病院に来ない患者さんはその恩恵にあずかることができません。

逆に言えば、**正しい情報を発信してトンデモ医療情報が広がるのを防げば、被害に遭ってしまう患者さんを救える**かもしれません。正しい医療情報の発信は、このインターネット社会では、もはや医療の一環だと言っていいでしょう。

情報を発信すれば、見てくれる方がいます。そして、民間療法に傾倒するのを止めて標準治療に戻ってくれる方が増える可能性があるのです。

著者の一人である大須賀があるセミナーに登壇したとき、参加されていたがん患者さんからこんなことを言われたことがあります。

「がんは食事で治ると思い込んでいましたが、たまたま先生のツイッターを見て考え直しました。それがきっかけで標準治療を受けるようになったので、私は生き残ることができました」

患者さんに向けてがん治療を正しく解説することは、命に関わることです。にもかかわらず、残念なことに、正しいと言える情報は圧倒的に不足しています。インターネットで検索しても出てくる情報は怪しいもののほうが多く、信用できるサイトは本当に数えるほどしかありません。

情報発信は私たちだけがやってもどうにもなりません。

なのでどうか、この本で得た知識をどんどん周りの方にも教えてあげてください。

なお、この本はがんのことしか扱っていませんが、ほかの病気に関しても同じような情報の問題があります。標準治療の仕組みはどんな病気でも同じですから、標準治療こそが最高の治療であることを知っていれば、ほかの病気にもうまく対処できるようになるでしょう。

何らかの形でがんとかかわっている皆さまにとって、本書ががんに対する不安を少しでもやわらげる助けになれば、それに勝る喜びはありません。

最後になりましたが、ご多忙の中、本書に目を通していただき、とても有益なアドバイスをくださった国立がん研究センターの田村研治先生、川崎市立井田病院の西智弘先生、東北大学大学院医学系研究科の遠又靖丈先生に御礼申し上げます。この本の編集に関わってくださったダイヤモンド社の上村晃大さんにも心より感謝いたします。本業で多忙を極める3人で集まった企画であったこともあって、この本を完成に導くのは本当に困難なマネジメントが必要でした。それを本当にうまく導いて下さいました。また、難しいことを書いてしまう我々の文章に向き合って、読みやすい本に仕上げてくださったのは上村さんのご尽力のおかげです。この場をお借りしまして御礼を申し上げます。

2020年3月

津川友介
勝俣範之
大須賀覚

*28 Adler I (1912) "*Primary malignant growths of the lungs and bronchi; a pathological and clinical study,*" Longmans-Green.

*29 US Department of Health and Human Services, Public Health Service (2004) "*The Health Consequences of Smoking: A Report of the Surgeon General,*" CDC Publication No. 7829, Centers for Disease Control and Prevention, Washington, DC.

*30 Doll, R. (1971) "The age distribution of cancer: Implications for models of carcinogenesis," *J R stat Soc*, A134, 133–155

*31 Peto R, Doll R (1984) "Keynote address: The control of lung cancer," In: Mizell M, Correa P eds *Lung Cancer: Causes and Prevention*, New York, Verlag Chemie International, 1-19.

*32 Samet JM (1991) "Health benefits of smoking cessation," *Clin Chest Med*; 12(4): 669-79.

*33 Peto R, Darby S, Deo H, Silcocks P, Whitley E, Doll R (2000) "Smoking, smoking cessation, and lung cancer in the UK since 1950: combination of national statistics with two case-control studies," *BMJ*; 321(7257): 323-9.

*34 Newcomb PA, Carbone PP (1992) "The health consequences of smoking: Cancer," *Med Clin North Am*; 76(2): 305-31.

*35 Jha P, Ramasundarahettige C, Landsman V, Rostron B, Thun M, Anderson RN, McAfee T, Peto R (2013) "21st-century hazards of smoking and benefits of cessation in the United States," *N Engl J Med*; 368(4): 341-50.

*36 Parsons A, Daley A, Begh R, Aveyard P (2010) "Influence of smoking cessation after diagnosis of early stage lung cancer on prognosis: systematic review of observational studies with meta-analysis," *BMJ*; 340: b5569.

*37 National Cancer Institute, Psychological Stress and Cancer https://www.cancer.gov/about-cancer/coping/feelings/stress-fact-sheet

*38 Melhem-Bertrandt A, Chavez-Macgregor M, Lei X, Brown EN, Lee RT, Meric-Bernstam F, Sood AK, Conzen SD, Hortobagyi GN, Gonzalez-Angulo AM (2011) "Beta-blocker use is associated with improved relapse-free survival in patients with triple-negative breast cancer," *J Clin Oncol*; 29(19): 2645-52.

consumption: combined analysis of individual-participant data for 599 912 current drinkers in 83 prospective studies," *Lancet*; 391(10129): 1513-23.

*20 GBD 2016 Alcohol Collaborators (2018) "Alcohol use and burden for 195 countries and territories, 1990-2016: a systematic analysis for the Global Burden of Disease Study 2016," *Lancet*; 392(10152): 1015-35.

*21 Biswas A, Oh PI, Faulkner GE, Bajaj RR, Silver MA, Mitchell MS, Alter DA (2015) "Sedentary time and its association with risk for disease incidence, mortality, and hospitalization in adults: a systematic review and meta-analysis," *Ann Intern Med*; 162(2): 123-32.

*22 Boyle T, Keegel T, Bull F, Heyworth J, Fritschi L (2012) "Physical activity and risks of proximal and distal colon cancers: a systematic review and meta-analysis," *J Natl Cancer Inst*; 104(20): 1548-61.

*23 Wolin KY, Yan Y, Colditz GA (2011) "Physical activity and risk of colon adenoma: a meta-analysis," *Br J Cancer*; 104(5): 882-5.

*24 Dallal CM, Sullivan-Halley J, Ross RK, Wang Y, Deapen D, Horn-Ross PL, Reynolds P, Stram DO, Clarke CA, Anton-Culver H, Ziogas A, Peel D, West DW, Wright W, Bernstein L (2007) "Long-term recreational physical activity and risk of invasive and in situ breast cancer: the California teachers study," *Arch Intern Med*; 167(4): 408-15.

*25 Inoue M, Yamamoto S, Kurahashi N, Iwasaki M, Sasazuki S, Tsugane S; Japan Public Health Center-based Prospective Study Group (2008) "Daily total physical activity level and total cancer risk in men and women: results from a large-scale population-based cohort study in Japan," *Am J Epidemiol;* 168(4): 391-403.

*26 Schmitz KH, Courneya KS, Matthews C, Demark-Wahnefried W, Galvão DA, Pinto BM, Irwin ML, Wolin KY, Segal RJ, Lucia A, Schneider CM, von Gruenigen VE, Schwartz AL; American College of Sports Medicine (2010) "American College of Sports Medicine roundtable on exercise guidelines for cancer survivors," *Med Sci Sports Exerc*; 42(7): 1409-26.

*27 Mishra SI, Scherer RW, Snyder C, Geigle PM, Berlanstein DR, Topaloglu O (2012) "Exercise interventions on health-related quality of life for people with cancer during active treatment," *Cochrane Database Syst Rev*; (8): CD008465.
Markes M, Brockow T, Resch KL (2006) "Exercise for women receiving adjuvant therapy for breast cancer," *Cochrane Database Syst Rev*; (4): CD005001.

Calvo M, Serra-Majem L, Pinto X, Schröder H, Basora J, Sorlí JV, Bulló M, Serra-Mir M, Martínez-González MA (2015) "Mediterranean Diet and Invasive Breast Cancer Risk Among Women at High Cardiovascular Risk in the PREDIMED Trial: A Randomized Clinical Trial," *JAMA Intern Med*; 175(11): 1752-60.

＊16 Ronksley PE, Brien SE, Turner BJ, Mukamal KJ, Ghali WA (2011) "Association of alcohol consumption with selected cardiovascular disease outcomes: a systematic review and meta-analysis," *BMJ*; 342:d671.

＊17 Rehm J, Room R, Graham K, Monteiro M, Gmel G, Sempos CT (2003) "The relationship of average volume of alcohol consumption and patterns of drinking to burden of disease: an overview," *Addiction*; 98(9): 1209-28.

＊18 Rehm J, Room R, Monteiro M, Gmel G, Graham K, Rehn N, Sempos CT, Jernigan D (2003) "Alcohol as a risk factor for global burden of disease," *Eur Addict Res*; 9(4): 157-64.

＊19 Wood AM, Kaptoge S, Butterworth AS, Willeit P, Warnakula S, Bolton T, Paige E, Paul DS, Sweeting M, Burgess S, Bell S, Astle W, Stevens D, Koulman A, Selmer RM, Verschuren WMM, Sato S, Njolstad I, Woodward M, Salomaa V, Nordestgaard BG, Yeap BB, Fletcher A, Melander O, Kuller LH, Balkau B, Marmot M, Koenig W, Casiglia E, Cooper C, Arndt V, Franco OH, Wennberg P, Gallacher J, de la Cámara AG, Völzke H, Dahm CC, Dale CE, Bergmann MM, Crespo CJ, van der Schouw YT, Kaaks R, Simons LA, Lagiou P, Schoufour JD, Boer JMA, Key TJ, Rodriguez B, Moreno-Iribas C, Davidson KW, Taylor JO, Sacerdote C, Wallace RB, Quiros JR, Tumino R, Blazer DG Ⅱ, Linneberg A, Daimon M, Panico S, Howard B, Skeie G, Strandberg T, Weiderpass E, Nietert PJ, Psaty BM, Kromhout D, Salamanca-Fernandez E, Kiechl S, Krumholz HM, Grioni S, Palli D, Huerta JM, Price J, Sundström J, Arriola L, Arima H, Travis RC, Panagiotakos DB, Karakatsani A, Trichopoulou A, Kühn T, Grobbee DE, Barrett-Connor E, van Schoor N, Boeing H, Overvad K, Kauhanen J, Wareham N, Langenberg C, Forouhi N, Wennberg M, Després JP, Cushman M, Cooper JA, Rodriguez CJ, Sakurai M, Shaw JE, Knuiman M, Voortman T, Meisinger C, Tjgnneland A, Brenner H, Palmieri L, Dallongeville J, Brunner EJ, Assmann G, Trevisan M, Gillum RF, Ford I, Sattar N, Lazo M, Thompson SG, Ferrari P, Leon DA, Smith GD, Peto R, Jackson R, Banks E, Di Angelantonio E, Danesh J; Emerging Risk Factors Collaboration/EPIC-CVD/UK Biobank Alcohol Study Group. (2018) "Risk thresholds for alcohol

https://scienceblog.cancerresearchuk.org/2017/05/15/sugar-and-cancer-what-you-need-to-know/

*6 Lauby-Secretan B, Scoccianti C, Loomis D, Grosse Y, Bianchini F, Straif K; International Agency for Research on Cancer Handbook Working Group. (2016) "Body Fatness and Cancer--Viewpoint of the IARC Working Group," *N Engl J Med*; 375(8): 794-8.

*7 Zheng JS, Hu XJ, Zhao YM, Yang J, Li D (2013) "Intake of fish and marine n-3 polyunsaturated fatty acids and risk of breast cancer: meta-analysis of data from 21 independent prospective cohort studies," *BMJ*; 346: f3706.

*8 Wu S, Feng B, Li K, Zhu X, Liang S, Liu X, Han S, Wang B, Wu K, Miao D, Liang J, Fan D (2012) "Fish consumption and colorectal cancer risk in humans: a systematic review and meta-analysis," *Am J Med*; 125(6): 551-9.e5.

*9 Song J, Su H, Wang BL, Zhou YY, Guo LL (2014) "Fish consumption and lung cancer risk: systematic review and meta-analysis," *Nutr Cancer*; 66(4): 539-49.

*10 Aune D, Lau R, Chan DS, Vieira R, Greenwood DC, Kampman E, Norat T (2011a) "Nonlinear reduction in risk for colorectal cancer by fruit and vegetable intake based on meta-analysis of prospective studies," *Gastroenterology*; 141(1): 106-18.

*11 Vieira AR, Abar L, Vingeliene S, Chan DS, Aune D, Navarro-Rosenblatt D, Stevens C, Greenwood D, Norat T (2016) "Fruits, vegetables and lung cancer risk: a systematic review and meta-analysis," *Ann Oncol*; 27(1): 81-96.

*12 Aune D, Chan DS, Lau R, Vieira R, Greenwood DC, Kampman E, Norat T (2011b) "Dietary fibre, whole grains, and risk of colorectal cancer: systematic review and dose-response meta-analysis of prospective studies," *BMJ*; 343: d6617.

*13 Reynolds A, Mann J, Cummings J, Winter N, Mete E, Te Morenga L (2019) "Carbohydrate quality and human health: a series of systematic reviews and meta-analyses," *Lancet*; 393(10170): 434-445.

*14 Bloomfield HE, Koeller E, Greer N, MacDonald R, Kane R, Wilt TJ (2016) "Effects on Health Outcomes of a Mediterranean Diet With No Restriction on Fat Intake: A Systematic Review and Meta-analysis," *Ann Intern Med*; 165(7): 491-500.

*15 Toledo E, Salas-Salvadó J, Donat-Vargas C, Buil-Cosiales P, Estruch R, Ros E, Corella D, Fitó M, Hu FB, Aros F, Gomez-Gracia E, Romaguera D, Ortega-

102(9): 605-13.
＊7 Ahn HS, Welch HG (2015) "South Korea's Thyroid-Cancer "Epidemic" —— Turning the Tide," *N Engl J Med*; 373(24): 2389-90.
＊8 Liu Z, Zhang Y, Niu Y, Li K, Liu X, Chen H, Gao C (2014) "A systematic review and meta-analysis of diagnostic and prognostic serum biomarkers of colorectal cancer," *PLoS One*; 9(8): e103910.
＊9 Alexander JC, Silverman NA, Chretien PB. (1976) "Effect of age and cigarette smoking on carcinoembryonic antigen levels," *JAMA*; 235(18): 1975-9.
＊10 Ilic D, Neuberger MM, Djulbegovic M, Dahm P (2013) "Screening for prostate cancer," *Cochrane Database Syst Rev*; (1): CD004720.
＊11 U.S. Preventive Services Task Force, Prostate Cancer: Screening, May 2018. https://www.uspreventiveservicestaskforce.org/Page/Document/UpdateSummaryFinal/prostate-cancer-screening1?ds=1&s=prostate
＊12 Terauchi T, Murano T, Daisaki H, Kanou D, Shoda H, Kakinuma R, Hamashima C, Moriyama N, Kakizoe T (2008) "Evaluation of whole-body cancer screening using 18F-2-deoxy-2-fluoro-D-glucose positron emission tomography: a preliminary report," *Ann Nucl Med*; 22(5): 379-85.

## 第7章

＊1 Bouvard V, Loomis D, Guyton KZ, Grosse Y, Ghissassi FE, Benbrahim-Tallaa L, Guha N, Mattock H, Straif K; International Agency for Research on Cancer Monograph Working Group. (2015) "Carcinogenicity of consumption of red and processed meat," *Lancet Oncol*; 16(16): 1599-1600.
＊2 Takachi R, Tsubono Y, Baba K, Inoue M, Sasazuki S, Iwasaki M, Tsugane S; Japan Public Health Center-Based Prospective Study Group. (2011) "Red meat intake may increase the risk of colon cancer in Japanese, a population with relatively low red meat consumption," *Asia Pac J Clin Nutr*; 20(4): 603-12.
＊3 Tsugane S, Sasazuki S (2007) "Diet and the risk of gastric cancer: review of epidemiological evidence," *Gastric Cancer*; 10(2): 75-83.
＊4 Shikata K, Kiyohara Y, Kubo M, Yonemoto K, Ninomiya T, Shirota T, Tanizaki Y, Doi Y, Tanaka K, Oishi Y, Matsumoto T, Iida M (2006) "A prospective study of dietary salt intake and gastric cancer incidence in a defined Japanese population: the Hisayama study," *Int J Cancer*; 119(1): 196-201.
＊5 Cancer Research UK, Sugar and cancer - what you need to know, May 2017.

＊6　国立がん研究センター「がん情報サービス」
https://ganjoho.jp/public/index.html
＊7　米国国立がん研究所がん情報サイト　PDQ®日本語版
http://cancerinfo.tri-kobe.org
＊8　海外がん医療情報リファレンス
https://www.cancerit.jp
＊9　キャンサーネットジャパン
https://www.cancernet.jp/category/publish
＊10　静岡県立静岡がんセンター「処方別がん薬物療法説明書」
https://www.scchr.jp/information-prescription.html
＊11　日本放射線腫瘍学会
https://www.jastro.or.jp/customer/
＊12　日本緩和医療学会「患者さんと家族のためのがんの痛み治療ガイド」
https://www.jspm.ne.jp/guidelines/patienta/2014/index.php
＊13　国立がん研究センター中央病院「生活の工夫カード」
https://www.ncc.go.jp/jp/ncch/division/nursing/division/support_card/all.pdf

## 第6章

＊1　Tokuda Y, Chinen K, Obara H, Joishy SK. (2009) "Intervals between symptom onset and clinical presentation in cancer patients," *Intern Med*; 48(11): 899-905.
＊2　National Institute for Health and Care Excellence, "Suspected cancer: recognition and referral: NICE guideline[NG12],"
https://www.nice.org.uk/guidance/ng12
＊3　国立がん研究センター社会と健康研究センター検診研究部　科学的根拠に基づくがん検診推進のページ
http://canscreen.ncc.go.jp/guideline/matome.html
＊4　U.S. Preventive Services Task Force, About the USPSTF
https://www.uspreventiveservicestaskforce.org/
＊5　National Cancer Institute, Division of Cancer Prevention, What is Cancer Overdiagnosis?
https://prevention.cancer.gov/news-and-events/infographics/what-cancer-overdiagnosis
＊6　Welch HG, Black WC (2010) "Overdiagnosis in cancer," *J Natl Cancer Inst*;

＊2 Engels EA, Pfeiffer RM, Fraumeni JF Jr, Kasiske BL, Israni AK, Snyder JJ, Wolfe RA, Goodrich NP, Bayakly AR, Clarke CA, Copeland G, Finch JL, Fleissner ML, Goodman MT, Kahn A, Koch L, Lynch CF, Madeleine MM, Pawlish K, Rao C, Williams MA, Castenson D, Curry M, Parsons R, Fant G, Lin M (2011) "Spectrum of cancer risk among US solid organ transplant recipients," *JAMA*; 306(17): 1891-901.

＊3 Coghill AE, Shiels MS, Suneja G, Engels EA (2015) "Elevated Cancer-Specific Mortality Among HIV-Infected Patients in the United States," *J Clin Oncol*; 33(21): 2376-83.

＊4 CDC, Smoking and Cancer. https://www.cdc.gov/tobacco/campaign/tips/diseases/cancer.html

＊5 Bianconi E, Piovesan A, Facchin F, Beraudi A, Casadei R, Frabetti F, Vitale L, Pelleri MC, Tassani S, Piva F, Perez-Amodio S, Strippoli P, Canaider S (2013) "An estimation of the number of cells in the human body," *Ann Hum Biol*; 40(6): 463-71.

＊6 Tomasetti C, Li L, Vogelstein B (2017) "Stem cell divisions, somatic mutations, cancer etiology, and cancer prevention," *Science*; 355(6331): 1330-4.

＊7 National Cancer Institute, The Genetics of Cancer
https://www.cancer.gov/about-cancer/causes-prevention/genetics

## 第5章

＊1 総務省「社会課題解決のための新たなICTサービス・技術への人々の意識に関する調査研究」（平成27年3月）

＊2 Ogasawara R, Katsumata N, Toyooka T, Akaishi Y, Yokoyama T, Kadokura G (2018) "Reliability of Cancer Treatment Information on the Internet: Observational Study," *JMIR Cancer*; 4(2): e10031.

＊3 Johnson SB, Park HS, Gross CP, Yu JB (2018) " Use of Alternative Medicine for Cancer and Its Impact on Survival," *J Natl Cancer Inst*; 110(1), 121-4.

＊4 Hyodo I, Amano N, Eguchi K, Narabayashi M, Imanishi J, Hirai M, Nakano T, Takashima S (2005) "Nationwide survey on complementary and alternative medicine in cancer patients in Japan," *J Clin Oncol*; 23(12): 2645-54.

＊5 「『がん相談支援センター』とは」国立がん研究センターがん情報サービス、2019年11月12日
https://ganjoho.jp/public/consultation/cisc/cisc.html

Venook A, Ogino S, Ng K, Wu K, Willett W, Giovannucci E, Meyerhardt J, Bao Y, Fuchs CS (2018) "Nut Consumption and Survival in Patients With Stage III Colon Cancer: Results From CALGB 89803 (Alliance)," *J Clin Oncol*; 36(11): 1112-20.

＊29 Beuth J (2008) "Proteolytic enzyme therapy in evidence-based complementary oncology: fact or fiction?" *Integr Cancer Ther*;7(4) :311-6.

＊30 Chandler DS, Mynott TL (1998) "Bromelain protects piglets from diarrhoea caused by oral challenge with K88 positive enterotoxigenic Escherichia coli," *Gut*; 43(2): 196-202.

＊31 Mynott TL, Luke RKJ, Chandler DS (1996) "Oral administration of pro tease inhibits enterotoxigenic Escherichia coli receptor activity in piglet small intestine," *Gut*; 38(1): 28-32.

＊32 Laetrile/Amygdalin (PDQ®), PDQ Cancer Information Summaries. https://www.ncbi.nlm.nih.gov/books/NBK65988/

＊33 がん情報サイト「軟骨（ウシおよびサメ）（PDQ®）」2017年9月7日 http://cancerinfo.tri-kobe.org/pdq/summary/japanese.jsp?Pdq_ID=CDR0000446198

＊34 Ambrosone CB, Zirpoli GR, Hutson AD, McCann WE, McCann SE, Barlow WE, Kelly KM, Cannioto R, Sucheston-Campbell LE, Hershman DL, Unger JM, Moore HCF, Stewart JA, Isaacs C, Hobday TJ, Salim M, Hortobagyi GN, Gralow JR, Budd GT, Albain KS (2019) "Dietary Supplement Use During Chemotherapy and Survival Outcomes of Patients With Breast Cancer Enrolled in a Cooperative Group Clinical Trial (SWOG S0221)," *J Clin Oncol*: JCO1901203.

## 第4章

＊1 Yokoyama, A, Kakiuchi, N, Yoshizato, T, Nannya, Y, Suzuki, H, Takeuchi, Y, Shiozawa, Y, Sato, Y, Aoki, K, Kim, S, Fujii, Y, Yoshida, K, Kataoka, K, Nakagawa, M, Inoue, Y, Hirano, T, Shiraishi, Y, Chiba, K, Tanaka, H, Sanada, M, Nishikawa, Y, Amanuma, Y, Ohashi, S, Aoyama, I, Horimatsu, T, Miyamoto, S, Tsunoda, S, Sakai, Y, Narahara, M, Brown, J, Sato, Y, Sawada, G, Mimori, K, Minamiguchi, S, Haga, H, Seno, H, Miyano, S, Makishima, H, Muto, M, Ogawa, S (2019) "Age-related remodelling of oesophageal epithelia by mutated cancer drivers," *Nature*; 565(7739): 312-7.

Van Veldhuizen P, Hall L, Small EJ, Morris MJ, Pierce JP, Marshall J(2020) "Effect of a Behavioral Intervention to Increase Vegetable Consumption on Cancer Progression Among Men With Early-Stage Prostate Cancer: The MEAL Randomized Clinical Trial," *JAMA*; 323(2): 140-8.

＊22 Schwedhelm C, Boeing H, Hoffmann G, Aleksandrova K, Schwingshackl L (2016) "Effect of diet on mortality and cancer recurrence among cancer survivors: a systematic review and meta-analysis of cohort studies," *Nutr Rev* ;74(12): 737-748.

＊23 Chlebowski RT, Blackburn GL, Thomson CA, Nixon DW, Shapiro A, Hoy MK, Goodman MT, Giuliano AE, Karanja N, McAndrew P, Hudis C, Butler J, Merkel D, Kristal A, Caan B, Michaelson R, Vinciguerra V, Del Prete S, Winkler M, Hall R, Simon M, Winters BL, Elashoff RM (2006) "Dietary fat reduction and breast cancer outcome: interim efficacy results from the Women's Intervention Nutrition Study," *J Natl Cancer Inst*; 98(24): 1767-76.

＊24 Chlebowski RT, Blackburn GL, Final survival analysis from the randomized Women's Intervention Nutrition Study (WINS) evaluating dietary intervention as adjuvant breast cancer therapy [abstract], In: Proceedings of the Thirty-Seventh Annual CTRC-AACR San Antonio Breast Cancer Symposium: 2014 Dec 9-13; San Antonio, TX. Philadelphia (PA): AACR; Cancer Res 2015;75(9 Suppl):Abstract nr S5-08.

＊25 Guercio BJ, Sato K, Niedzwiecki D, Ye X, Saltz LB, Mayer RJ, Mowat RB, Whittom R, Hantel A, Benson A, Atienza D, Messino M, Kindler H, Venook A, Hu FB, Ogino S, Wu K, Willett WC, Giovannucci EL, Meyerhardt JA, Fuchs CS (2015) "Coffee Intake, Recurrence, and Mortality in Stage III Colon Cancer: Results From CALGB 89803 (Alliance)," *J Clin Oncol*; 33(31): 3598-607.

＊26 Hu Y, Ding M, Yuan C, Wu K, Smith-Warner SA, Hu FB, Chan AT, Meyerhardt JA, Ogino S, Fuchs CS, Giovannucci EL, Song M (2018) "Association Between Coffee Intake After Diagnosis of Colorectal Cancer and Reduced Mortality," *Gastroenterology*; 154(4): 916-26. e9.

＊27 Song M,Wu K, Meyerhardt JA, Ogino S, Wang M, Fuchs CS, Giovannucci EL, Chan AT (2018) "Fiber Intake and Survival After Colorectal Cancer Diagnosis," *JAMA Oncol*; 4(1): 71-9.

＊28 Fadelu T, Zhang S, Niedzwiecki D, Ye X, Saltz LB, Mayer RJ, Mowat RB, Whittom R, Hantel A, Benson AB, Atienza DM, Messino M, Kindler HL,

＊10 Green S (1992) "A critique of the rationale for cancer treatment with coffee enemas and diet," *JAMA*; 268(22): 3224-7.

＊11 「『肌改善』〝コーヒー浣腸〟 違法販売容疑 元社長ら逮捕」『産経新聞 東京朝刊』、2015年12月3日号、24頁

＊12 Russell J; Rovere A, eds. (2009) "Macrobiotic Diet," *American Cancer Society Complete Guide to Complementary & Alternative Cancer Therapies (2nd ed.)*, American Cancer Society, 638-42.

＊13 Ernst E, Boddy K (2006) "CAM cancer diets," *Focus on Alternative and Complementary Therapies*; 11(2): 91-5.

＊14 Sun AS, Ostadal O, Ryznar V, Dulik I, Dusek J, Vaclavik A, Yeh HC, Hsu C, Bruckner HW, Fasy TM (1999) "Phase I/II study of stage III and IV non-small cell lung cancer patients taking a specific dietary supplement," *Nutr Cancer*; 34(1): 62-9.

＊15 Sun AS, Yeh HC, Wang LH, Huang YP, Maeda H, Pivazyan A, Hsu C, Lewis ER, Bruckner HW, Fasy TM (2001) "Pilot study of a specific dietary supplement in tumor-bearing mice and in stage IIIB and IV non-small cell lung cancer patients," *Nutr Cancer*; 39(1): 85-95.

＊16 Frattaroli J, Weidner G, Dnistrian AM, Kemp C, Daubenmier JJ, Marlin RO, Crutchfield L, Yglecias L, Carroll PR, Ornish D(2008) "Clinical events in prostate cancer lifestyle trial: results from two years of follow-up," *Urology*; 72(6): 1319-23.

＊17 Hildenbrand GL, Hildenbrand LC, Bradford K, Cavin SW (1995) "Five-year survival rates of melanoma patients treated by diet therapy after the manner of Gerson: a retrospective review," *Altern Ther Health Med*; 1(4): 29-37.

＊18 Ernst E "Complementary and alternative therapies for cancer," UpToDate (last updated, August 31, 2017)

＊19 Gonzalez NJ, Isaacs LL (1999) "Evaluation of pancreatic proteolytic enzyme treatment of adenocarcinoma of the pancreas, with nutrition and detoxification support," *Nutr Cancer* ;33(2): 117-24.

＊20 Chabot JA, Tsai WY, Fine RL, Chen C, Kumah CK, Antman KA, Grann VR (2010) "Pancreatic proteolytic enzyme therapy compared with gemcitabine-based chemotherapy for the treatment of pancreatic cancer," *J Clin Oncol*; 28(12): 2058-63.

＊21 Parsons JK, Zahrieh D, Mohler JL, Paskett E, Hansel DE, Kibel AS, Liu H, Seisler DK, Natarajan L, White M, Hahn O, Taylor J, Hartman SJ, Stroup SP,

Nakashima N, Shima Y, Matsubara T, Fujimori M, Uchitomi Y, (2004) "Communication about the ending of anticancer treatment and transition to palliative care," *Ann Oncol*; 15(10): 1551-7.

*43 Yoong J, Park ER, Greer JA, Jackson VA, Gallagher ER, Pirl WF, Back AL, Temel JS (2013) "Early palliative care in advanced lung cancer: a qualitative study," *JAMA Intern Med*; 173(4): 283-90.

## 第3章

*1 Downer SM, Cody MM, McCluskey P, Wilson PD, Arnott SJ, Lister TA, Slevin ML (1994) "Pursuit and practice of complementary therapies by cancer patients receiving conventional treatment," *BMJ*; 309(6947):86-9.

*2 Cancer Research UK, Alternative cancer diets.
https://www.cancerresearchuk.org/about-cancer/coping/physically/diet-problems/managing/alternative-cancer-diets

*3 Neal EG, Chaffe H, Schwartz RH, Lawson MS, Edwards N, Fitzsimmons G, Whitney A, Cross JH (2008) "The ketogenic diet for the treatment of childhood epilepsy: a randomised controlled trial," *Lancet Neurol*; 7(6):500-6.

*4 Warburg O, Wind F, Negelein E (1927) "THE METABOLISM OF TUMORS IN THE BODY," *J Gen Physiol*; 8(6): 519-30.

*5 Tisdale MJ, Brennan RA, Fearon KC, (1987) "Reduction of weight loss and tumour size in a cachexia model by a high fat diet," *Br J Cancer;* 56(1): 39-43.

*6 Schmidt M, Pfetzer N, Schwab M, Strauss I, Kämmerer U (2011) "Effects of a ketogenic diet on the quality of life in 16 patients with advanced cancer: A pilot trial," *Nutr Metab (Lond)*; 8(1): 54.

*7 Fine EJ, Segal-Isaacson CJ, Feinman RD, Herszkopf S, Romano MC, Tomuta N, Bontempo AF, Negassa A, Sparano JA (2012) "Targeting insulin inhibition as a metabolic therapy in advanced cancer: a pilot safety and feasibility dietary trial in 10 patients," *Nutrition*; 28(10): 1028-35.

*8 Yancy WS Jr, Olsen MK, Guyton JR, Bakst RP, Westman EC (2004) "A low-carbohydrate, ketogenic diet versus a low-fat diet to treat obesity and hyperlipidemia: a randomized, controlled trial," *Ann Intern Med*; 140(10): 769-77.

*9 Eisele JW, Reay DT (1980) "Deaths related to coffee enemas," *JAMA*; 244(14): 1608-9.

＊30　国立がん研究センターがん情報サービス「臨床試験の詳しい情報（リンク集）」
https://ganjoho.jp/public/dia_tre/clinical_trial/ct03.html

＊31　日本医薬情報センター（JAPIC）医薬品情報データベース「臨床試験情報」
https://www.clinicaltrials.jp/cti-user/trial/Search.jsp

＊32　日本緩和医療学会緩和医療ガイドライン委員会編『がんの補完代替療法クリニカル・エビデンス2016年版』金原出版、2016年

＊33　Lu C, Lee JJ, Komaki R, Herbst RS, Feng L, Evans WK, Choy H, Desjardins P, Esparaz BT, Truong MT, Saxman S, Kelaghan J, Bleyer A, Fisch MJ (2010) "Chemoradiotherapy with or without AE-941 in stage III non-small cell lung cancer: a randomized phase III trial," *J Natl Cancer Inst*; 102(12): 859-65.

＊34　Jacobs C, Hutton B, Ng T, Shorr R, Clemons M (2015) "Is there a role for oral or intravenous ascorbate (vitamin C) in treating patients with cancer? A systematic review," *Oncologist*; 20(2): 210-23.

＊35　FDA, Warning Letter
https://www.fda.gov/inspections-compliance-enforcement-and-criminal-investigations/warning-letters/vitamin-c-foundation-514071-04172017

＊36　厚生労働省「臨床研究法について」
https://www.mhlw.go.jp/stf/seisakunitsuite/bunya/0000163417.html

＊37　日本臨床腫瘍学会編『がん免疫療法ガイドライン 第2版』金原出版、2019年

＊38　Schuster SJ, Bishop MR, Tam CS, Waller EK, Borchmann P, McGuirk JP, Jäger U, Jaglowski S, Andreadis C, Westin JR, Fleury I, Bachanova V, Foley SR, Ho PJ, Mielke S, Magenau JM, Holte H, Pantano S, Pacaud LB, Awasthi R, Chu J, Anak O, Salles G, Maziarz RT; JULIET Investigators (2019) "Tisagenlecleucel in Adult Relapsed or Refractory Diffuse Large B-Cell Lymphoma," *N Engl J Med*; 380(1): 45-56.

＊39　日本臨床腫瘍学会「一般の皆さまへ：がん免疫療法に関する注意喚起」
https://www.jsmo.or.jp/

＊40　病院なび
https://byoinnavi.jp/

＊41　「効果がないのに500万円…偽の「がん免疫療法」にだまされるな」『週刊FLASH』2018年12月4日号

＊42　Morita T, Akechi T, Ikenaga M, Kizawa Y, Kohara H, Mukaiyama T, Nakaho T,

Vokes EE, Felip E, Holgado E, Barlesi F, Kohlhäufl M, Arrieta O, Burgio MA, Fayette J, Lena H, Poddubskaya E, Gerber DE, Gettinger SN, Rudin CM, Rizvi N, Crino L, Blumenschein GR Jr, Antonia SJ, Dorange C, Harbison CT, Graf Finckenstein F, Brahmer JR (2015) "Nivolumab versus Docetaxel in Advanced Nonsquamous Non-Small-Cell Lung Cancer," *N Engl J Med*; 373(17): 1627-39.

＊21 Temel JS, Greer JA, Admane S, Gallagher ER, Jackson VA, Lynch TJ, Lennes IT, Dahlin CM, Pirl WF (2011) "Longitudinal perceptions of prognosis and goals of therapy in patients with metastatic non-small-cell lung cancer: results of a randomized study of early palliative care," *J Clin Oncol*; 29 (17): 2319-26.

＊22 Haun MW, Estel S, Rücker G, Friederich HC, Villalobos M, Thomas M, Hartmann M (2017) "Early palliative care for adults with advanced cancer," *Cochrane Database Syst Rev*; 12(6): CD011129.

＊23 Ferrell BR, Temel JS, Temin S, Alesi ER, Balboni TA, Basch EM, Firn JI, Paice JA, Peppercorn JM, Phillips T, Stovall EL, Zimmermann C, Smith TJ (2017) "Integration of Palliative Care Into Standard Oncology Care: American Society of Clinical Oncology Clinical Practice Guideline Update," *J Clin Oncol*; 35(1): 96-112.

＊24 国立がん研究センターがん情報サービス「がん診療連携拠点病院などを探す」
https://hospdb.ganjoho.jp/kyotendb.nsf/xpKyotenSearchTop.xsp

＊25 厚生労働省「先進医療の概要について」
https://www.mhlw.go.jp/stf/seisakunitsuite/bunya/kenkou_iryou/iryouhoken/sensiniryo/

＊26 厚生労働省資料「高度先進医療について」『中央社会保険医療協議会総会（第81回）（2006年1月25日』ほかにより筆者作成

＊27 厚生労働省「当該技術を実施可能とする医療機関の要件一覧及び先進医療を実施している医療機関の一覧等について」
https://www.mhlw.go.jp/topics/bukyoku/isei/sensiniryo/kikan.html

＊28 United States Government Accountability Office (2006) "*NEW DRUG DEVELOPMENT: Science, Business, Regulatory, and Intellectual Property Issues Cited as Hampering Drug Development Efforts.*"

＊29 Ishida Y, Agata Y, Shibahara K, Honjo T (1992) "Induced expression of PD-1, a novel member of the immunoglobulin gene superfamily, upon programmed cell death," *EMBO J*; 11(11): 3887-95.

るか」https://www.cancerit.jp/62093.html

＊10 Smith TJ, Khatcheressian J, Lyman GH, Ozer H, Armitage JO, Balducci L, Bennett CL, Cantor SB, Crawford J, Cross SJ, Demetri G, Desch CE, Pizzo PA, Schiffer CA, Schwartzberg L, Somerfield MR, Somlo G, Wade JC, Wade JL, Winn RJ, Wozniak AJ, Wolff AC (2006) "2006 update of recommendations for the use of white blood cell growth factors: an evidence-based clinical practice guideline," *J Clin Oncol*; 24(19): 3187-205.

＊11 勝俣範之『「抗がん剤は効かない」の罪』毎日新聞出版、2014年

＊12 American Board of Internal Medicine, Number of candidates certified. https://www.abim.org/about/statistics-data/candidates-certified.aspx

＊13 日本臨床腫瘍学会「がん薬物療法専門医名簿（PDF）」 https://www.jsmo.or.jp/system/pdf/senmon.pdf

＊14 Bonadonna G, Valagussa P, Moliterni A, Zambetti M, Brambilla C (1995) "Adjuvant cyclophosphamide, methotrexate, and fluorouracil in node-positive breast cancer: the results of 20 years of follow-up," *N Engl J Med*; 332(14): 901-6.

＊15 診療報酬調査専門組織DPC評価分科会『平成22年度「DPC導入の影響評価に関する調査結果および評価」最終報告概要』

＊16 Champiat S, Lambotte O, Barreau E, Belkhir R, Berdelou A, Carbonnel F, Cauquil C, Chanson P, Collins M, Durrbach A, Ederhy S, Feuillet S, Francois H, Lazarovici J, Le Pavec J, De Martin E, Mateus C, Michot JM, Samuel D, Soria JC, Robert C, Eggermont A, Marabelle A (2016) "Management of immune checkpoint blockade dysimmune toxicities: a collaborative position paper," *Ann Oncol*; 27(4): 559-74.

＊17 Brierley JD, Gospodarowicz MK, Wittekind C (2017) "*TNM Classification of Malignant Tumours, 8th Edition*," Wiley-Blackwell.

＊18 独立行政法人　医薬品医療機器総合機構「ドラッグ・ラグの試算について」
https://www.pmda.go.jp/review-services/drug-reviews/about-reviews/p-drugs/0013.html

＊19 Temel JS, Greer JA, Muzikansky A, Gallagher ER, Admane S, Jackson VA, Dahlin CM, Blinderman CD, Jacobsen J, Pirl WF, Billings JA, Lynch TJ (2010) "Early palliative care for patients with metastatic non-small-cell lung cancer," *N Engl J Med*; 363(8): 733-42.

＊20 Borghaei H, Paz-Ares L, Horn L, Spigel DR, Stein.s M, Ready NE, Chow LQ, https://www.abc.net.au/news/2018-11-27/belle-gibson-faces-jail-term-for-unpaid-cancer-fraud-fine/10558150

## 第2章

＊1　Johnson SB, Park HS, Gross CP, Yu JB (2018) " Use of Alternative Medicine for Cancer and Its Impact on Survival," *J Natl Cancer Inst*; 110(1), 121-4.

＊2　国立がん研究センター研究所編『「がん」はなぜできるのか　そのメカニズムからゲノム医療まで』講談社、2018年

＊3　Fisher B, Redmond C, Fisher ER, Bauer M, Wolmark N, Wickerham DL, Deutsch M, Montague E, Margolese R, Foster R. (1985) "Ten-year results of a randomized clinical trial comparing radical mastectomy and total mastectomy with or without radiation," *N Engl J Med*; 312(11), 674-81.

＊4　医療事故調査・支援センター　一般社団法人日本医療安全調査機構「腹腔鏡下胆嚢摘出術に係る死亡事例の分析」2018年
https://www.medsafe.or.jp/uploads/uploads/files/teigen-05.pdf

＊5　Ramirez PT, Frumovitz M, Pareja R, Lopez A, Vieira M, Ribeiro R, Buda A, Yan X, Shuzhong Y, Chetty N, Isla D, Tamura M, Zhu T, Robledo KP, Gebski V, Asher R, Behan V, Nicklin JL, Coleman RL, Obermair A (2018) "Minimally Invasive versus Abdominal Radical Hysterectomy for Cervical Cancer," *N Engl J Med*; 379(20): 1895-904.

＊6　Liao Z, Lee JJ, Komaki R, Gomez DR, O' Reilly MS, Fossella FV, Blumenschein GR Jr, Heymach JV, Vaporciyan AA, Swisher SG, Allen PK, Choi NC, DeLaney TF, Hahn SM, Cox JD, Lu CS, Mohan R (2018) "Bayesian Adaptive Randomization Trial of Passive Scattering Proton Therapy and Intensity-Modulated Photon Radiotherapy for Locally Advanced Non-Small-Cell Lung Cancer," *J Clin Oncol*; 36(18): 1813-22.

＊7　国立がん研究センター内科レジデント編『がん診療レジデントマニュアル 第8版』医学書院、2019年（一部改変）

＊8　Hesketh PJ, Kris MG, Basch E, Bohlke K, Barbour SY, Clark-Snow RA, Danso MA, Dennis K, Dupuis LL, Dusetzina SB, Eng C, Feyer PC, Jordan K, Noonan K, Sparacio D, Somerfield MR, Lyman GH (2011) "Antiemetics: American Society of Clinical Oncology Clinical Practice Guideline Update," *J Clin Oncol*; 35(28): 3240-61.

＊9　海外がん医療情報リファレンス「頭皮冷却は化学療法による脱毛を防げ

# 参考文献

## 第1章


＊1　Wong CH, Siah KW, Lo AW (2019) Estimation of clinical trial success rates and related parameters, *Biostatistics*; 20(2): 273-286.

＊2　United States Government Accountability Office (2006) "*NEW DRUG DEVELOPMENT: Science, Business, Regulatory, and Intellectual Property Issues Cited as Hampering Drug Development Efforts.*"

＊3　FDA, Hematology/Oncology (Cancer) Approvals & Safety Notifications. https://www.fda.gov/drugs/resources-information-approved-drugs/hematologyoncology-cancer-approvals-safety-notifications

＊4　Tay-Teo K, Ilbawi A, Hill SR (2019) "Comparison of Sales Income and Research and Development Costs for FDA-Approved Cancer Drugs Sold by Originator Drug Companies," *JAMA Netw Open*; 2(1): e186875.

＊5　Prasad V, Mailankody S (2017) "Research and Development Spending to Bring a Single Cancer Drug to Market and Revenues After Approval," *JAMA Intern Med*; 177(11): 1569-75.

＊6　Johnson SB, Park HS, Gross CP, Yu JB (2018) "Use of Alternative Medicine for Cancer and Its Impact on Survival," *J Natl Cancer Inst*; 110(1), 121-4.

＊7　千葉県がんセンター研究所がん予防センター「全がん協加盟施設の生存率共同調査　全がん協生存率（2019年2月集計）」
https://kapweb.chiba-cancer-registry.org/

＊8　Brahmer J, Reckamp KL, Baas P, Crinó L, Eberhardt WE, Poddubskaya E, Antonia S, Pluzanski A, Vokes EE, Holgado E, Waterhouse D, Ready N, Gainor J, Aren Frontera O, Havel L, Steins M, Garassino MC, Aerts JG, Domine M, Paz-Ares L, Reck M, Baudelet C, Harbison CT, Lestini B, Spigel DR (2015) "Nivolumab versus Docetaxel in Advanced Squamous-Cell Non-Small-Cell Lung Cancer," *N Engl J Med*; 373(2): 123-35.

＊9　「アガリクス体験ねつ造『本参考に』執筆者が供述　警視庁　メシマコブも違反の疑い　関係十数カ所捜索」『東京新聞夕刊』2005年6月16日11頁

＊10　ABC, Belle Gibson faces jail time if $410k fine for cancer fraud goes unpaid.

受けるために、本文で挙げた先進医療や治験のほか、患者申出療法などの仕組みがあり、これらは原則臨床研究（臨床試験）として行われます。実施には国による厳密や審査や査察、試験結果の監査などもあります。得られた結果は信頼できると言ってよいでしょう。

## 第3章

注1　医学研究でしばしば用いられる統計解析では、「差がある」ことは明らかにできるものの、実は「差がない」ことは証明できません。この研究では「統計的に有意な差を認めなかった」というのがより正確な解釈になります。統計的に有意な差を認めるかどうかは、2つのグループの差の大きさと、サンプルサイズ（被験者の数）の2つに依存するので、サンプルサイズが大きくなれば差が認められる可能性はもちろんありますが、がんが進行した人の割合は野菜を増やしたグループで54.9％、対照群で55.8％であったため、この差は極めて小さく、臨床的に考えても「差はない」と解釈しても問題ないと筆者らは考えます。

注2　ステージⅢの乳がんは、腫瘍の大きさ、リンパ節転移の有無、周囲の組織への浸潤などによって、Ⅲa、Ⅲb、Ⅲc期に分けられます。そして、ステージⅢの中で最も早期のがんをステージⅢaと呼びます。

## 第4章

注1　この「卵巣がんの一部」とは、BRCA変異のことを指しています。

## 第5章

注1　正式名称は「医薬品、医療機器等の品質、有効性及び安全性の確保等に関する法律」と言います。2013年までは薬事法と呼ばれていました。

注2　正式名称は「医療若しくは歯科医業又は病院若しくは診療所に関する広告等に関する指針」と言います。

# 注

## 第1章

注1　くじ引きや乱数表など偶然に頼る方法で割り付けを行うと、治療を受けるグループ（介入群）と受けないグループ（対照群）のどちらか一方に被験者が偏ってしまう可能性があります。この問題を防ぐため、実際の治験などでは、ランダム化を保ちつつも均等になるように割り付ける手法（ラテン方格法など）が用いられます。

注2　患者さんの数が極めて少ないがんを対象にしている場合、4つのプロセスの途中でも承認されることがあります。

注3　代替療法の中には、漢方薬や鍼灸など、一部保険適用になっているものもあります。しかし、がんを縮小させたり、延命効果を示したりするような直接的な治療効果があることが明確に証明されたものは2020年3月現在1つもありません。

## 第2章

注1　図表2-1で紹介した分類はあくまで大雑把な分類であり、それぞれのがんにはいくつもの種類があります。

注2　定義上、自由診療は保険の還付対象にならない診療（保険外診療）のことを意味し、科学的根拠のない怪しい治療法だけでなく、まだ保険収載されていない研究的な治療法も含まれます。ちまたではそれを利用して、トンデモ医療を先進的な医療のように見せようとしている人たちがいるので、それに警鐘を鳴らす目的で、本書の中ではあえて自由診療を「保険外診療のうち科学的根拠が乏しく、先進医療や、治験のような臨床試験として行われていないもの」と定義しています。本来ならば、研究的な治療法は、先進医療や治験のような臨床試験として行われるべきであり、自由診療のように対価を請求する診療として行われるべきではありません。

注3　がん患者さんが怪しい治療法の実験台にならないように、近年、臨床研究に関する法整備が進んでいます。未承認治療は研究的な治療法であるため、原則的に臨床研究（臨床試験）として行われます。未承認治療を

## ま行



## や行



## ら行

## な行



## は行

## た行

## さ行

## か行

# 索引

## アルファベット



## あ行

［著者］

**津川友介**（つがわ・ゆうすけ）

医療データ分析の専門家。カリフォルニア大学ロサンゼルス校（UCLA）内科学助教授。東北大学医学部卒業後、ハーバード大学で博士号（PhD）を取得。聖路加国際病院、世界銀行、ハーバード大学勤務を経て現職。著書に『世界一シンプルで科学的に証明された究極の食事』（東洋経済新報社）、共著書に『「原因と結果」の経済学』（ダイヤモンド社）。

**勝俣範之**（かつまた・のりゆき）

日本の抗がん剤治療のパイオニア。日本医科大学武蔵小杉病院腫瘍内科教授、外来化学療法室室長。富山医科薬科大学（現富山大学）医学部卒業後、国立がんセンター中央病院内科レジデント、同薬物療法部薬物療法室室長などを経て現職。『逸脱症例から学ぶ がん薬物療法』（じほう）、『「抗がん剤は効かない」の罪』（毎日新聞出版）など著書多数。

**大須賀覚**（おおすか・さとる）

がんの研究者。アラバマ大学バーミンガム校（UAB）脳神経外科助教授。筑波大学医学専門学群卒業後、日本で脳神経外科医として脳腫瘍患者の治療に従事した後、基礎研究者へと転身。現在は脳腫瘍を治療する新薬開発に従事。日本での詐欺的がん治療の拡大を危惧し、がん患者を守ろうと、ブログ、Twitterなど各種メディアで情報発信を行っている。

**世界中の医学研究を徹底的に比較してわかった最高のがん治療**

2020年4月1日　第1刷発行
2024年9月18日　第7刷発行

著　者——津川友介、勝俣範之、大須賀覚
発行所——ダイヤモンド社
〒150-8409　東京都渋谷区神宮前6-12-17
https://www.diamond.co.jp/
電話／03-5778-7233（編集）　03-5778-7240（販売）

装丁デザイン——井上新八
装丁写真——安部俊太郎(左)、毎日新聞社(中央)
本文イラスト——田渕正敏
図版デザイン——渡邉和美
本文デザイン——布施育哉
校正——鷗来堂
DTP・製作進行—ダイヤモンド・グラフィック社
印刷・製本——勇進印刷
編集担当——上村晃大


ISBN 978-4-478-10689-1